AROMATERAPIA

LIBRO PRACTICO

D0910967

MARCEL LAVABRE

AROMATERAPIA

LIBRO PRACTICO

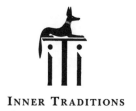

INNER TRADITIONS

Lasser Press
Mexicana, s.a. de c.v.
México, D.F.

Título original: *Aromatherapy*
Traducción al español por: René Capistrán
de la edición en inglés de Healing Arts Press, Rochester, Vermont, U.S.A.
Healing Arts Press es una División de Inner Traditions International
Diseño de cubierta: Terrence Fehr
Ilustración de cubierta: Annamie Curlin

10 9 8 7 6 5 4 3
Primera edición

Derechos reservados:
© 1990 Marcel Lavabre
© 1995 Lasser Press Mexicana, S.A. de C.V.
        Praga 56-4° piso, Colonia Juárez, México D.F.

ISBN 0-89281-346-6 (Healing Arts Press)
ISBN 968-458-460-7 (Lasser Press Mexicana, S.A. de C.V.)

A mi hija Melissa

CONTENIDO

Reconocimientos

A Jean Valnet, uno de los principales pioneros de la aromaterapia, quien con su libro *La práctica de la aromaterapia*, contribuyó grandemente al resurgimiento de este arte maravilloso.

A Robert Tisserand, primero que difundió estas ideas en el mundo de habla inglesa.

Especial agradecimiento a Henri Viaud, destilador francés de Provence, que fue el primero en acentuar la importancia de la destilación larga a baja presión y el uso de aceites esenciales puros y naturales de origen botánico y quimiotipos específicos, y a quien no siempre se le ha dado crédito por su contribución a la aromaterapia. Viaud intentó destilar prácticamente todo lo que fuera susceptible de ser destilado. Fue el primero en producir algunos aceites que recientemente han sido lanzados al mercado (tales como el de ulmaria y el de barba cabruna de St. John). También fue él quien revivió el empleo terapeútico de las aguas florales. Yo aprendí mucho de este magnífico "honête homme", con su sorprendente y refrescante curiosidad, y su avidez de nuevos experimentos.

A todos los humildes productores que me proveyeron de sus excelentes aceites.

A Jane Kennedy, a Rae Dunphy, a Julia Fischer, y a todos mis clientes, por su confianza y constante apoyo a mi empresa desde que me instalé en los Estados Unidos en 1981.

A Victoria Edwards y Kurt Schnaubelt, quienes fundaron conmigo la Asociación Americana de Aromaterapia, en 1987.

A todos los miembros de la AATA por su contagioso entusiasmo.

A Daniel Penoel por sus trabajos pioneros en aromaterapia medicinal.

A todos aquellos involucrados en mejorar y embellecer nuestra aldea planetaria.

Introducción

Virtualmente ignorada en los Estados Unidos hasta hace unos cuantos años, la aromaterapia se ha tornado ahora en el arte natural de curar de más rápido crecimiento en este país. En años recientes, este arte fascinante ha atraído mucha atención en los medios de información. La aromaterapia se está poniendo muy de moda.

Pero la aromaterapia, como pueden testificarlo aquellos que están involucrados en ella, no es solamente una nueva tendencia, o una cosa nueva que hacer.

En Europa, donde empezó hace más de 60 años, la aromaterapia es practicada por médicos, enfermeras y otros profesionales de la salud. Se enseña a los estudiantes de medicina en Francia, y se emplea por algunas enfermeras inglesas en los hospitales británicos. Se encuentra en proceso una extensa investigación clínica, básicamente en estos dos países.

Cuando la gente oye hablar por primera vez sobre la aromaterapia, piensa en fragancias, perfumes y un mundo seductor de imaginación, magia, fantasía. Pero sencillamente, la aromaterapia consiste en emplear aceites esenciales para curar.

Los aceites esenciales son substancias aceitosas volátiles; son extractos vegetales altamente concentrados, que contienen hormonas, vitaminas, antibióticos y antisépticos. En cierta forma, los aceites esenciales representan el espíritu, el alma de las plantas. Son la forma más concentrada de energía herbaria. Muchas plantas producen aceites esenciales, los que también son responsables de la fragancia de las mismas.

Los aceites esenciales son usados en cosméticos y farmacopea, así como en perfumería. Su campo de acción es bastante amplio: desde una profunda acción terapéutica, a la extrema sutileza de los perfumes genuinos.

En la aromaterapia, los aceites esenciales pueden ser administrados internamente en su forma pura o diluidos en alcohol, mezclados con miel, o en preparaciones médicas. Se usan asimismo externamente en fricciones (masajes locales), masajes e inhalaciones. Finalmente, son ingredientes de numerosos cosméticos y perfumes.

Los aceites esenciales pueden tener efectos estrictamente alopáticos (en el sentido de que pueden actuar como medicinas convencionales), efectos más sutiles, como los de los remedios de las flores Bach o preparaciones homeopáticas, y además, tienen efectos psicológicos y espirituales, que constituyen su uso más tradicional. Por otra parte, son poderosos antisépticos y antibióticos sin b efectos colaterales dañinos para el organismo. La aromaterapia es por ello, en muchos casos, una excelente alternativa a terapias más agresivas.

Los aceites esenciales son la "quintaesencia" de los alquimistas. En este sentido, condensan las fuerzas espirituales y vitales de las plantas en una forma material. Por lo tanto, actúan en el nivel biológico para fortalecer las defensas naturales del organismo, y son el medio de una comunicación directa humano-planta en un plano energético y espiritual.

La aromaterapia puede usarse en muchos niveles diferentes. Los aceites esenciales son materiales extremadamente versátiles: son simultáneamente medicamentos y fragancias, pueden curar los males físicos más severos y pueden alcanzar la profundidad de nuestras almas.

Sin embargo, antes de que inicie usted la lectura de este libro, debo de hacerle una advertencia: una vez que entre usted al mundo de la esencia, estará expuesto a una de las más deliciosas e inofensivas formas de adicción. Lo más probable es que quiera saber más y más sobre este increíble arte de curar. Si se permite a sí mismo ser tocado por el poder de estas maravillosas substancias, descubrirá un mundo nuevo que realmente es muy viejo: el casi olvidado mundo de las fragancias naturales. Es este un mundo sin palabras, un mundo de imágenes, que usted explora desde la punta de su nariz hasta el centro de su cerebro; un mundo de sutiles sorpresas y silencioso éxtasis.

UNO

Aromas y perfumes en la historia

Desde los tiempos más remotos de la humanidad, los sahumerios aromáticos se han venido usando en rituales cotidianos y durante ceremonias religiosas como expresión y recordatorio de una santidad penetrante. La fragancia ha sido vista como una manifestación de la divinidad en la tierra, una conexión entre los seres humanos y los dioses, médium y mediador, emanación de la materia y manifestación del espíritu.

MEDICINA AROMÁTICA EN EGIPTO

La medicina aromática como tal surgió de la sombra de templos humeantes en Egipto —la cuna de la medicina, la perfumería y la famarcopea— hace más de seis mil años. Preciosas substancias llegaban de todas partes del mundo transportadas por caravanas o por barco: cedro de Líbano; rosas de Siria, nardos, mirra, incienso, láudano, y canela de Babilonia, Etiopía, Somalia, e incluso de Persia y la India. El sacerdote supervisaba la preparación en los templos, leyendo las fórmulas y cantando sortilegios, mientras los estudiantes mezclaban los ingredientes. La pulverización, la maceración, y otras operaciones, podían realizarse continuamente durante meses, hasta que se lograba la correcta y sutil fragancia para uso ceremonial.

Pero los asuntos espirituales no eran los únicos que interesaban a los egipcios. Ellos le daban una gran importancia a la salud y la higiene, y estaban absolutamentefamiliarizados con los efectos de los perfumes y substancias aromáticas en el cuerpo y en la psiquis. Eran múltiples las preparaciones que se usaban por ambas razones, la calidad de su fragancia y su poder curativo. Kephi, por ejemplo, un perfume de fama universal, era un antiséptico, un bálsamo y un tranquilizador que podía aplicarse internamente, o sea, ingerirse.

También practicaban los egipcios el arte del masaje y eran renombrados especialistas en el cuidado de la piel y en cosmetología. Sus productos eran reconocidos en todo el mundo civilizado.

Los mercaderes fenicios exportaban ricos ungüentos, aceites perfumados, cremas y vinos aromáticos a todo el mundo mediterráneo y a la península arábiga, y por consiguiente incrementaron la fama y la riqueza de Egipto.

El embalsamamiento era uno de los principales usos de los aromas. Después de extraer los órganos internos, los cuerpos eran llenados de perfumes, resinas y preparaciones fragantes. Es tan fuerte el poder antiséptico de los aceites esenciales, que los tejidos se han mantenido bien conservados miles de años después. En el siglo diecisiete las momias eran vendidas en Europa, y los médicos las destilaban para obtener ingredientes para numerosos medicamentos.

El uso de aromas se extendió de Egipto a Israel, Grecia, Roma y a todo el mundo mediterráneo. Cada cultura y civilización, de las más primitivas a las más sofisticadas, desarrolló su propia elaboración de perfumería y cosméticos. La India es probablemente el único lugar del mundo donde la tradición nunca se perdió. Con más de diez mil años de ejercicio ininterrumpido, la medicina ayurvédica es la forma más antigua de práctica continua de la medicina.

Los Vedas, el libro sagrado de la India, y uno de los más antiguos conocidos, menciona más de 700 productos diferentes, tales como canela, nardos, cilantro, ginebra, mirra y sándalo. Los Vedas codifican los usos de perfumes y aromas para propósitos litúrgicos y terapeúticos.

DESTILACIÓN Y ALQUIMIA

En Europa, el advenimiento del cristianismo y la caída del Imperio Romano marcaron el principio de un largo período de barbarismo y una declinación general de todos los conocimientos. El resurgimiento se originó en los países árabes con el advenimiento del islamismo. Florecieron las actividades intelectuales y culturales, al igual que las artes. La civilización árabe alcanzó entonces un grado sin igual de refinamiento.

Los filósofos se dedicaron al viejo y hermético arte de la alquimia, cuyo origen se atribuyó al dios egipcio Tehuti.Ellos revivieron el uso de los aromas en la medicina y la perfumería, habiendo perfeccionado las técnicas. El gran filósofo Avicena inventó el espiral rigerado, un verdadera revolución en el arte de la destilación.

La alquimia, que probablemente fue llevada a Europa por los cruzados a su regreso de Tierra Santa, fue inicialmente una búsqueda espiritual, y las diferentes operaciones realizadas por los adeptos eran simbólicas del proceso que tenía lugar dentro de ellos. La destilación era un símbolo de la purificación y concentración de las fuerzas espirituales.

En la visión del alquimista, todas las cosas, desde la arena y las piedras hasta las plantas y la gente, estaban compuestas de un cuerpo físico, un alma, y un espíritu. En concordancia con el principio básico "solve e coagula" (disuelve y coagula), el arte "espagírico" consistía en disolver el cuerpo físico y condensar el alma y el espíritu, que tenían todo el poder curativo, a la quintaesencia. El material era destilado una y otra vez para eliminar todas las impurezas, y los productos finales eran potentes medicinas. Con la expansión de este arte misterioso, más y más substancias fueron tratadas para extraerles la esencia. Estas quintaesencias constituyeron la base de la mayoría de los medicamentos, y durante siglos los aceites esenciales permanecieron como los únicos remedios para las enfermedades epidémicas.

EL RENACIMIENTO, DECADENCIA Y RESURGIMIENTO

Durante el Renacimiento el uso de aceites esenciales se extendió a la perfumería y los cosméticos. Habiendo progresado más las artes de la química y la destilación, floreció intensamente la producción de elixires, bálsamos, aguas perfumadas y aceites fragantes, así como ungüentos medicinales y para el cuidado de la piel. Nicholas Lemery, el médico personal de Luis XIV, describió muchas de tales preparaciones en su *Dictionnaire des Drogues Simples* (Diccionario de drogas sencillas).

Algunas han sobrevivido hasta ahora, como el Agua de Melisa, el Agua de Arcabuz y la famosa Agua de Colonia, que aún se producen.

El advenimiento de la ciencia moderna en el siglo XIX marcó la decadencia de todas las formas de terapia herbal. Los primeros científicos tenían una visión del mundo muy simplista y bastante ingenua. Cuando se descubrieron los primeros alcaloides, los científicos creyeron mejor conservar solamente los principios activos básicos de las plantas para reproducirlos en el laboratorio. Así, descubrieron y reprodujeron penicilina (de moho natural que se desarrolla en el pan), aspirina (que se encuentra naturalmente en el abedul, la pirola, y la ulmaria), antibióticos y demás.

Sin pretender negar el valor obvio de muchos descubrimientos científicos, debemos reconocer que la estrecha visión de la profesión médica nos ha conducido a algunos abusos. Los microorganismos se adaptan a los antibióticos mucho más deprisa que el cuerpo humano, haciendo a los antibióticos ineficaces, así como peligrosos. Los corticosteroides tienen espantosos efectos colaterales; los hipnóticos, antidepresivos y anfetaminas causan fuerte adicción, y la lista podría seguir.

Al principio de este siglo, unos cuantos exploradores convencidos empezaron a investigar con instrumentos científicos los viejos conocimientos acumulados a través de los tiempos, conocimientos que habían sido desdeñosamente descartados. R.M. Gatterfosse fundó la aromaterapia, seguido por el Dr. M. Fesneau, el Prof. Caujolles, y el Dr. Pellecuer, para nombrar solamente algunos.

La expansión de la aromaterapia en Europa se inició realmente en 1964 con la publicación del libro del Dr. Jean Valnet, *Aromaterapia*, (traducido como *El arte de la aromaterapia* por Healing Arts Press, Rochester, Vermont, 1982). Hoy en día, la aromaterapia es un movimiento muy activo en Francia, con práctica de facultativos tales como el Prof. Pradal, el Dr. Girault y el Dr. Belaiche en los círculos médicos, y del Dr. Lamblin, el Prof. Lautie, P. Passebeck, y P Franchhomme en el movimiento naturopático. La aromaterapia es practicada por doctores en medicina, y los aceites esenciales pueden ser encontrados en cualquier establecimiento de alimentos naturistas, así como en la mayoría de las farmacias, y su compra es reembolsada por el seguro de salud francés.

DOS

Aromaterapia:
Terapia a niveles múltiples

INVESTIGACIÓN CIENTÍFICA
Y AROMATERAPIA MODERNA

La aromaterapia moderna nació al inicio del siglo gracias a los trabajos del químico francés R.M. Gattefosse, y desde entonces atrajo el interés de Francia, Alemania, Suiza e Italia. Se han realizado múl-tiples estudios por científicos de laboratorio y por terapeutas prácticos. La mayor parte de esta investigación, un tanto constreñida por la ideología científica dominante, se concreta, casi exclusivamente, a los poderes antisépticos y antibióticos de los aceites esenciales y sus propiedades alópatas.

Desde el principio de la década de los 80, sin embargo, gracias al trabajo del Dr. Schwartz en la Universidad de Yale, y de los Profs. Dodd y Van Toller en la Universidad de Warwick, Inglaterra, se ha logrado un conocimiento más profundo de los mecanismos olfativos, lo cual ha abierto nuevos y excitantes caminos a la investigación y experimentación de la aromaterapia.

El poder antiséptico de los aceites esenciales

A partir de Pasteur, la creencia de que agentes extraños (microbios, esporas, virus) eran la causa de enfermedades, se convirtió en la premisa básica de la medicina oficial. Era natural, en consecuencia, que en tal contexto, los primeros estudios sobre los aceites esenciales se enfocaran a sus propiedades antisépticas. El propio Koch estudió la acción de la trementina sobre el *bacilo antrácico* en 1881; en 1887 Chamberland estudió la acción de los aceites esenciales de orégano, canela y botones de clavo. Otros estudios de Rideal y Walker, y Kellner y Kober, proponen diferentes métodos para medir el poder antiséptico de los aceites esenciales en contacto directo o en sus estados vaporizados.

El aromatograma

Con el aromatograma, el Dr. Maurice Girault dio un paso adelante más, y proveyó de una herramienta muy útil para la prescripción y el diagnóstico de enfermedades. Girault, ginecólogo y obstreta francés, ha estudiado durante veinte años los efectos de los aceites esenciales y tinturas (en combinación con otras terapias naturales, homeopatía, minerales, etc.) en la ginecología. Los resultados de su trabajo se publicaron en el *Traite de Phytotherapie et d'Aromatherapie*, vol.3, *Gynecologie*, Maloine Editeur, París, 1979. (Tratado de fitoterapia y aromaterapia, etc.)

En el aromatograma se prueban en las secreciones vaginales diversos aceites esenciales para determinar cuál de los aceites es el más eficiente contra un microorganismo específico. Este método ha sido extendido a todas las enfermedades infecciosas por los doctores franceses practicantes de la aromaterapia, Pradal, Belaiche, Andoui, y Durrafour, y tiene la ventaja de tratar con gérmenes originados en situaciones reales de pacientes reales, en vez de en laboratorios.

El fenómeno de la resistencia virtualmente nula

Con todas sus limitaciones e imperfecciones, los diversos métodos de analizar el poder germicida de los aceites esenciales le han dado validez científica a la aromaterapia. La acción de las esencias en los microorganismos se entiende mejor actualmente: las esencias inhiben ciertas funciones metabólicas de los microorganismos, tales como el crecimiento, y la multiplicación, destruyéndolos eventualmente, si la inhibición se prolonga.

No obstante que existe un acuerdo general sobre el poder antiséptico de los aceites esenciales, distintos autores los clasifican de diversos modos según sus propiedades antigenéticas. Puesto que los aceites esenciales son productos de vida, su composición química depende de tantos factores que resulta imposible lograr exactamente la misma esencia dos veces. Por lo tanto, diferentes análisis arrojarán resultados diversos. Según Jean Valnet, los microorganismos no muestran resistencia alguna a los aceites esenciales. Una investigación reciente al respecto indica que sí existe el fenómeno resistencia, pero a un grado mucho menor que el existente ante los antibióticos sintéticos. Esto tiene sentido, puesto que los aceites esenciales tienen una estructura más compleja, y más aún, son producidos por los mecanismos de defensa de la planta.

El poder de las sustancias vivas

El verdadero interés de los aceites esenciales en la medicina estriba en su acción sobre la marcha. Si pudieran ser fácil y ventajosamente sustituibles para su uso antiséptico por productos sintéticos, éstos serían siempre inadecuados en su interacción con el cuerpo como un todo, no obstante consistir en reconstrucciones químicas de componentes naturales que existen en los aceites esenciales.

Los aceites esenciales poseen cientos de componentes químicos, la mayor parte de ellos en cantidades muy pequeñas. Sabemos que ciertos elementos mínimos son fundamentales para la vida. De igual manera, el poder de los productos vivos radica en la combinación de sus elementos, y sus componentes mínimos son, por lo menos, tan importantes como sus componentes principales. Ninguna recostrucción sintética es capaz de constituir una réplica total de un producto natural. Debido a ello, es muy importante emplear siempre aceites esenciales naturales.

UNA PERSPECTIVA HOLÍSTICA

El cuerpo humano es una integridad, un todo, y las interacciones que tienen lugar entre el todo, sus partes, y el entorno, son reguladas de acuerdo con un principio de equilibrio llamado homeostasis. La homeostasis es un proceso de autorregulación protegido por substancias tales como las hormonas y las secreciones de las glándulas endocrinas controladas por el complejo corticohipotálamo-hipofisiario. Cualquier agresión externa o interna provoca una regulación compensatoria (hiper o hipo funcionando) y un desequilibrio que provoca una reacción defensiva. La ingestión de químicos frecuentemente constituye una agresión. Cuando existe alguna enfermedad, la quimioterapia consiste en responder a una agresión con otra agresión, creando un estado de guerra sumamente perjudicial para el campo de batalla, o sea, ¡el cuerpo humano!

Dependemos de las plantas absolutamente en todos los órdenes —alimentos, energía y oxígeno—, existiendo una relación complementaria entre plantas y humanos. Somos parte de un mismo todo, el cual es la vida misma. Por eso es que las plantas no son agresivas contra el cuerpo (sólo su abuso puede ser agresivo).

Hipócrates, el padre de la medicina occidental, basó su práctica en dos principios fundamentales: el principio de las similaridades (tratar lo mismo con lo mismo, el veneno con el veneno), y el principio de las oposiciones (encontrar antídotos). Este último, de aplicación directa, es la base de la medicina moderna (alopatía). El principio de las similaridades requiere de intuición y sutileza; inspiró la teoría de las similaridades como fue formulada por el gran alquimista y filósofo de la Edad Media, Paracelsus. Es también el principio básico de la medicina homeopática y antroposófica.

De la observación de la morfología de las plantas y sus diversas características (olor, sabor, área en que crece, entorno, tipo de tierra, vibraciones generales), Paracelsus era capaz de predecir sus indicaciones terapéuticas. Rudolph Steiner y los antroposofistas adoptaron los mismos métodos. Sus hallazgos fueron sorprendentemente precisos y ampliamente confirmados por la investigación científica.

Esta postura está plenamente justificada también por las teorías de información y genética en relación con los temas de orden y caos. Según tales teorías, la adaptabilidad y la movilidad en el uso de la información se encuentran entre las principales características de la vida. Un sistema viviente, (una célula, un organismo, una colonia de insectos, un grupo social) se inicia con cierto margen de potenciales, que cristalizan en razón a un proceso de reacción con el entorno. Por eso el embrión y el ser humano se desarrollan por diferenciación de una sola célula primordial. Por otra parte, la vida usa aparentemente estructuras universales (tales como las cromosómicas o las enzimáticas). Los sistemas vivientes parecen ser capaces de "pedir prestada" información a otros sistemas vivientes; hasta cierto punto, pueden incorporar información ajena.

Si la clave de la recuperación se encuentra en nosotros mismos, sería muy benéfico darle al cuerpo la clase de información correcta. Por lo tanto, una investigación a fondo del papel que juegan los aceites esenciales de las plantas nos ayudará a entender su poder curativo, en tanto que la observación de plantas específicas nos hablará sobre las propiedades curativas de cada aceite individualmente considerado.

Es evidente que los aceites esenciales desempeñan un papel clave en la bioquímica de la planta; son como hormonas contenidas en pequeñas "bolsitas" ubicadas entre las células y actúan como reguladores y mensajeros. Catalizan las reacciones químicas, protegen a la planta de parásitos y de enfermedades, y son muy importantes para la fertilización. (Las orquídeas, la familia de plantas más fascinante, han desarrollado el proceso en un alto grado, atrayendo a los insectos más adecuados para que lleven el precioso polen a sus remotos compañeros sexuales.)

Los aceites esenciales llevan información entre las células y se relacionan con la respuesta hormonal de las plantas en situaciones de estrés. Son agentes de la adaptación de la planta a su entorno. No es sorprendente, por lo tanto, que contengan hormonas. Es tradicionalmente sabido que la salvia, planta que regula y promueve la menstruación, contiene estrógenos. El ginseng, conocido tónico y afrodisíaco, contiene substancias similares a la estrona. Los estrógenos se encuentran también en el toronjil, el lúpulo y el orozuz. El romero incrementa la secreción de la bilis y facilita su excreción.

Los aceites esenciales controlan la multiplicación y renovación de las células. Tienen efectos citofilácticos y curativos en el cuerpo humano (especialmente la lavándula, el geranio, el ajo, el hisopo y la salvia). Según Jean Valnet, tienen también propiedades anticancerígenas.

Se encuentran por lo general en la parte externa de las hojas, en la cáscara de las frutas cítricas, y en la corteza de ciertos árboles. Las aplicaciones cosméticas están entre sus usos más antiguos.

La mayor parte de las plantas aromáticas se dan en áreas secas, y los aceites esenciales que contienen son producidos por la actividad solar. En la visión antroposófica, los aceites esenciales son la manifestación de las fuerzas de fuego cósmico. Son producidas por el propio ser cósmico de la planta. En ellas, la materia se disuelve convirtiéndose en calor. Por lo tanto, están indicadas para enfermedades originadas en el cuerpo astral.

LOS AROMAS Y EL ALMA

La aromaterapia actúa en diferentes niveles. Primero existe una acción alopática debida a la composición química de los aceites esenciales y sus propiedades antisépticas, estimulantes, calmantes, antineurálgicos y otras. Hay una acción más sutil a nivel de información, similar a la acción de los remedios homeopáticos o antroposóficos. Finalmente, pero de no menor importancia, los aceites esenciales actúan sobre la mente. En realidad, la forma más tradicional de usarlos es como ingredientes básicos de perfumes. En términos generales, las fragancias agradables tienen obvios efectos estimulantes. Al respecto, dice Marguerite Maury en *The Secret of Life and Youth* (El secreto de la vida y la juventud):

> "El efecto de las fragancias en el estado psíquico y mental del individuo es de gran interés. El poder de percepción se torna más claro y preciso, y surge un sentimiento de haber, hasta cierto punto, dejado atrás los acontecimientos... Quizás podría decirse que el problema emocional, que por lo general oscurece nuestra percepción, queda de hecho prácticamente suprimido".

Anatomía de la olfacción

Recientes investigaciones realizadas en Europa, Estados Unidos, y la ex Unión Soviética, revelan que los efectos de los olores en la psique pueden tener mayor importancia de la que los científicos han supuesto. La Universidad de Warwick, Ingaterra, ha venido conduciendo fascinantes investigaciones sobre este tema (ver Theimer, *Fragrance Chemistry: The Science of the Sense of Smell* [Química de la fragancia: La ciencia del sentido del olfato]).

El sentido del olfato actúa mayormente en un nivel subconsciente; los nervios olfatorios están conectados directamente a la parte más primitiva del cerebro, el sistema límbico, que es como nuestra conexión con nuestros remotos ancestros los saurios, nuestros distantes primos reptiles. En cierto sentido, el nervio olfatorio es una extensión del cerebro mismo, el cual puede ser alcanzado directamente a través de la nariz. Es esta la única puerta abierta al cerebro.

El sistema límbico, originalmente conocido como el rinencéfalo ("cerebro que huele"), es la parte del cerebro que regula la actividad sensomotora y se relaciona con impulsos primitivos de sexo, hambre y sed. La estimulación del bulbo olfatorio envía señales eléctricas al área

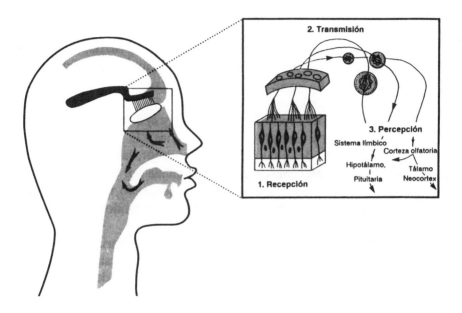

Figura 1. Anatomía de la olfacción.

del sistema límbico que está relacionado con los mecanismos viscerales y del comportamiento, afectando directamente a los sistemas digestivo y sexual, así como al comportamiento emocional. En realidad, la respuesta eléctrica del cerebro a los olores es más o menos la misma que la correlativa de las emociones. (En francés, el mismo verbo, *sentir*, se usapor "oler" y por "sentir"). Los procesos de la recepción olfatoria son, en su mayoría, inconscientes; por lo general estamos mentalmente al margen de nuestro entorno de fragancia. Por alguna razón aún no explicada, siempre que entramos en contacto con un nuevo olor, al poco tiempo ya no lo captamos. Los signos eléctricos correlativos de este olor continúan alcanzando al cerebro, pero los contactos con nuestros centros de conciencia se han desconectado. Esto muestra el poco control que tienen nuestros centros de conciencia sobre los estímulos olfatorios.

El sentido del olfato es muy sensible: podemos detectar hasta una parte de material fragante en 10,000 billones de partes o más. Una nariz entrenada puede distinguir varios cientos de olores distintos. Sin embargo, no tenemos un vocabulario apropiado para hablar de olores. Decimos que algo huele como a rosa, fresa, zorrillo, o lo que sea. El nervio olfatorio termina en una parte del cerebro que no usa la misma clase de lógica que usan nuestros centros intelectuales. No obstante que los olores forman un tipo de sistema de comunicaciones, no pueden ser desarrollados como un lenguaje; funcionan a través de asociaciones e imágenes, y no son analíticos.

En *Perfumery: The Psychology and Biology of Fragrances* (Perfumería: La psicología y biología de las fragancias), E. Douek describe varias anormalidades del olfato. Según este autor, la anosmia, la incapacidad total para oler, va siempre acompañada por algún elemento de depresión, que con frecuenca puede tornarse severo. Con la pérdida del sentido del olfato, la gente pierde también el sentido del gusto. El mundo se torna insípido e incoloro.

Más interesante aún es la parosmia, o ilusión olfatoria (referente, por lo general, a la percepción de malos olores). En estos casos, las gentes tímidas y cohibidas tienden a sentir que los olores desagradables que perciben emanan de ellas mismas, en tanto que gentes con tendencias paranoicas los perciben como provenientes de otras personas. Estos últimos, sospechan complots imaginarios de sus asociados, y generalmente dan muestras de tendencias tiránicas. Según Douck, el rey francés Luis XI sufría de esta afección. Era muy hábil para atestar sus prisiones e inventar torturas refinadas con objeto de obtener confesiones de sus víctimas. ¡Quizás sería instructivo investigar la salud olfatoria de los tiranos más prominentes de la historia!

Sistema olfatorio
y mecanismos sexuales

Los mamíferos envían signos olfatorios sexuales llamados fermonas a través de glándulas apocrinas productoras de esencias. En los humanos, la mayoría de estas glándulas se localizan en la región circumanal y anogenital, el pecho y el abdomen, y alrededor de las tetillas, con algunas variaciones entre las diferentes razas. (Según D.M. Stoddart, la producción de fermonas es mínima entre los mongoloides, especialmente los huangoides coreanos).

D.M. Stoddart hace notar que la mayoría de los perfumes contienen ingredientes que imitan estos signos sexuales olfatorios, tales como civeto, almizcle, o castor, y también substancias como sándalo (según el autor, notablemente parecido al androsterol, que es una fermona masculina humana). Según G.H. Dodd, los humanos secretamos moléculas parecidas al almizcle, y por ello experimentamos este tipo de olor en el útero, lo que podía explicar su aceptación universal. La función principal de los perfumes sería entonces la de aumentar y fortalecer los olores naturales, más bien que la de cubrirlos.

La conexión entre el sentido del olfato y el sistema sexual tiene lugar a través de la región hipotálmica. En el libro *Perfumery: The Psychology and Biology of Fragrance* (Perfumería: La psicología y biología de las fragancias)D.M. Stoddart dice:

> "La región del hipotálamo es la de mayor recepción de neuronas olfatorias, y despide gran variedad de hormonas que pasan a la pituitaria vía sistema portal de la hipófisis, e inducen a la propia pitutaria a secretar las hormonas que gobiernan y controlan los ciclos sexuales de los mamíferos".

La sincronización de los períodos menstruales en los internados femeninos es un fenómeno bien conocido. Diversos estudios han mostrado que tal sincronización podría ser causada por secreciones auxiliares (por ejemplo, por hormonas.)

En otro experimento, ahora famoso, realizado en un jardín de niños, las criaturas que jugaban cerca de un montón de playeras usadas por sus madres pudieron encontrar la de sus respectivas madres con toda precisión en muy poco tiempo. Aunque este experimento no concierne directamente a asuntos sexuales, muestra el fuerte componente olfatorio del vínculo madre-hijo. También vale la pena hacer notar que las criaturas que habían sido amamantadas desarrollaron un vínculo olfatorio con sus madres mucho más fuerte que los criados con botella.

El portón al alma

Cuando a principios de este siglo abrió Sigmund Freud la caja de Pandora del inconsciente, sospechó que los impulsos sexuales constituían el número principal del espectáculo montado en nuestro escenario privado. Consideró que la represión de olor era un causa importante de las enfermedades mentales, y supuso que la nariz estaba relacionada con los órganos sexuales. (La alergia a los olores es una enfermedad psicosomática).

Si el psicoanálisis y sus avatares han de explorar el inconsciente desde el punto de vista mental, la nariz y el sentido del olfato accesan a la caja de Pandora desde el otro lado: el lado desconocido, el lado sauriano, el del origen de los tiempos. Las sutiles emanaciones crean una red difusa que nos conecta al inconsciente de las especies, y con la vida misma. Las experiencias más fuertes y profundas, frecuentemente son acompañadas por sensaciones olfatorias. Todas las tradiciones, incluso las más puritanas, han conocido el poder de las fragancias; todas las religiones conocieron su uso ceremonial (generalmente en conexión con sonidos y colores) para generar júbilo entre los fieles. El santón, el místico, experimenta fragancias celestiales en su profundo éxtasis. Tales personas eventualmente mueren en "olor de santidad".

Las fragancias pueden sacar a la luz las sensaciones más profundas aunque más fugaces. Al igual que la felicidad, o el amor, o la risa, las fragancias lo toman a uno casi por sorpresa y se desvanecen cuando se trata de asirlas. Al ir caminado por la calle, al arrancar las hierbas del jardín, al marchar por una vereda, al dar un trago de café, una emanación misteriosa penetra de súbito a la nariz y la magia se desdobla. En un instante de arrobamiento corren a través de todo el cuerpo ondas de deleite ofreciendo imágenes y sensaciones nuevas. Pero si se pretende analizar qué es lo que está ocurriendo, la experiencia desaparece como una pompa de jabón; si se quiere describir lo sucedido, pronto se queda uno corto de palabras para hacerlo.

Según Jean Jacques Rousseau, el sentido del olfato es la imaginación misma. Algunos autores requerían de sensaciones olfativas para estimular su creatividad. Guy de Maupassant, por ejemplo, solía remojar las fresas en un tazón de éter. Shiller llenaba el cajón superior de su escritorio de manzanas maduras.

El sentido del olfato está estrechamente relacionado con la memoria; los recuerdos olfatorios son muy precisos y casi inolvidables. Un psicoanalista francés, Andrei Virel, empleó fragancias para traer al presente recuerdos escondidos en la mente. El olor y el sabor de un bizcocho mojado en té inspiró a Marcel Proust uno de sus trabajos más notables, precisos e intensos de introspección, a la vez que obra maestra de la literatura.

Quizás todos tengamos nuestro propio bizcocho. Para mí, la lila es una de las fragancias más exquisitas. Me transporta a un espacio de paz invulnerable, donde puedo recordar vívidamente la huerta de mi infancia, con sus enrejados caídos, su seco muro sobre el camino polvoso que llevaba al manantial, y su estanque de agua fresca. Hay una gran higuera en el rincón, justo arriba del camino. Y del otro lado, un cobertizo de piedra cayéndose hecho ruinas, que tiene en medio un arbusto de lilas. Yo estoy reclinado contra el arbusto, ahora floreciendo a plenitud. Hace horas que estoy aquí. Allá, trás el arco de rocas, está la granja, y luego el mundo. Pero aquí, el gentil y cálido sol de mayo envuelve mi frágil cuerpo, la divina fragancia de lila baña mi alma. Estoy totalmente en mi elemento. ¿Por qué habría de ir jamás a otra parte?

PSICOTERAPIA Y AROMATERAPIA: UN AMPLIO CAMPO ABIERTO

Puesto que el sistema olfatorio es un portón tan abierto para el subconsciente, uno podría esperar que la psicoterapia habría de beneficiarse con el uso del estímulo olfatorio para la curación de desórdenes psicológicos. Se ha realizado muy escasa investigación en este área, sin embargo, acaso ello se deba a que es difícil de sistematizar clase alguna de procedimiento terapéutico. El sentido del olfato es muy privado. Lo que cada persona recuerda con el olfato es diferente de lo que recuerdan los demás. El Dr. A.D. Armond, por ejemplo, reportó el caso de un paciente ansioso que era mecánico de motocicletas y siempre llevaba consigo una arandela aceitosa para confortarse oliéndola en momentos de estrés. La aromaterapia puede ofrecer valiosas herramientas para quien la practica. Aceites tales como el azahar, lavanda, mejorana, rosa y el ylang ylang, han sido usados tradicionalmente por sus efectos calmantes en la reducción del estrés. El jazmín es un magnífico aceite reanimador para el tratamiento de la depresión o la ansiedad, y existen muchos otros (ver estudio de los aceites individuales y el índice terapéutico). La dispersión es, probablemente, uno de los mejores métodos para emplear los aceites esenciales con estos fines.

Un procedimiento empleado frecuentemente por los terapeutas consiste en preparar una mezcla apropiada de aceites para usarla durante la sesión terapéutica. El paciente puede entonces usar la misma mezcla en su casa para continuar el tratamiento. Este método es particularmente eficiente cuando se usa en conjunción con cualquier técnica tendiente a lograr un relajamiento profundo (tal como hipnosis, meditación, yoga o ciertos tipos de masajes), ya que es más probable que los estímulos olfatorios tengan un impacto intenso en el paciente.

Obviamente, la psicoaromaterapia (término acuñado por Robert Tisserand) es aún un amplio campo abierto en el que debe de estimularse la experimentación. Si se tiene cuidado de mantener una precaución mínima, no deben de esperarse efectos colaterales adversos por el empleo del aroma en la psicoterapia, en tanto que los beneficios potenciales parecen ser ilimitados. En lo personal, yo tengo mucha curiosidad por cualquier hallazgo en este fascinante terreno, e invito a mis lectores terapeutas a compartir conmigo, o con la Asociación Americana de AromaTerapia, su experiencia en este área.

UN NO SÉ QUÉ, UN CASI NADA

Los aceites esenciales y las fragancias han sido empleados extensamente para hacer el bien —uno de los puntos claves para la salud— desde los principios de la civilización.

Vladimir Jankelevitch, filósofo francés que acostumbraba dar clases de cocina a sus fascinados alumnos en la venerable Sorbona, se refirió a *un je ne sais quoi, un presque rien* ("un no sé qué, un casi nada") para caracterizar la sutil calidad de un *art de vivre*, que puede extenderse al júbilo básico de simplemente estar vivo. Este *je ne sais quoi*, este *presque rien* que es la marca de un arte genuino, de elegancia, de humor, es igual que lo que hace la diferencia entre una verdadera comida y una mera suma de proteínas y minerales; describe perfectamente la contribución de las fragancias a la calidad de la vida. La fragancia es imperceptible, no puede ser analizada por ningún método científico, y sin embargo, puede ser experimentada. Según Goethe, las plantas más evolucionadas pasan por una trasformación del germen primitivo a la exhuberancia de la flor en un movimiento natural hacia la espiritualidad, en el que la flor, en su inestabilidad y apertura, representa un instante de éxtasis y júbilo. La fragancia es la manifestación de ese júbilo.

Las fragancias tienen su propio lenguaje. Pueden expresar, mejor que cualquier palabra, los sentimientos más sutiles. Es mucho lo que revela de una persona su selección de fragancia y cómo reacciona ésta al contacto con su piel. Todo el mundo tiene su olor específico, el cual va cambiando según el estado físico y mental de la persona. Por eso los perros pueden rastrear a personas perdidas y a criminales. El olor puede, en realidad, ser determinante en el establecimiento de relaciones. También ha sido tradicionalmente una herramienta para hacer diagnósticos, ya que cada enfermedad se dice que tiene un olor específico.

Los aromas, a pesar de que no pueden cambiar a un individuo, pueden ayudar a crearle un ambiente favorable si se escogen correctamente. Las fragancias estimulan el aspecto dinámico y positivo del ser por un efecto de resonancia. Durante el Renacimiento, las *grandes dames* tenían sus propios perfumes secretos. Numerosos sistemas asocian los perfumes con los signos astrológicos, planetas dominantes, o características morfológicas.

Para concluir, aunque puede aliviar los síntomas, la aromaterapia tiende primariamente a remediar las causas de la enfermedad. La acción terapéutica más importante de los aceites esenciales consiste en fortalecer los órganos y su funcionamiento, así como los mecanismos de defensa del organismo. Los aceites esenciales no realizan el trabajo que le corresponde al cuerpo, sino que ayudan a éste a que haga su propio trabajo, y por ello no debilitan el organismo. Su acción es acrecentada por todas las terapias naturales que tienden a restaurar la vitalidad del individuo. Maurice Girault ha recomendado usarlos en relación con los minerales, la homeopatía y la psicoterapia. Yo añadiría, definitivamente, la nutrición, ya que el alimento es la base de la vida animal; según sea su calidad, el alimento puede constituir la mejor medicina o ser la principal causa de enfermedades.

TRES

Aceites esenciales: Extracción, adulteraciones

LOS ACEITES ESENCIALES EN LA PLANTA

Los aceites esenciales son más o menos fluidos (algunos son sólidos a la temperatura ambiente interior). Difieren de los aceites grasos por ser altamente volátiles. Por ello, si se coloca una gota de aceite esencial sobre una tela o sobre papel, la mancha desaparece después de un tiempo (entre unos minutos y unos días). Los aceites, por lo general, tienen color y suelen ser más ligeros que el agua. No se disuelven en agua y son ligeramente más solubles que el vinagre. Se disuelven bastante bien en alcohol y se mezclan bien con los aceites vegetales, grasas y ceras. Los aceites esenciales existen en inmensa variedad de plantas; son especialmente abundantes en las labiadas, mirtáceas, coníferas, rutáceas, lauráceas y umbelíferas. Se encuentran como gotitas pequeñas entre las células, donde actúan como hormonas, reguladores y catalizadores. Parecen ayudar a la planta a adaptarse a su entorno y así incrementar su rendimiento en situaciones que le son estresantes. En climas extremosos, tales como el del desierto de Arabia, ciertas plantas usan los aceites esenciales como una protección contra el sol. Los arbustos de mirra y de incienso están rodeados por una nube muy delgada de aceites esenciales, la cual filtra los rayos solares y refresca el aire alrededor de los arbustos. La *Dictamus fraxinella*, una planta perteneciente a la misma familia de la planta que crece en el Sinaí, está tan saturada de glándulas resinosas de aceite, que si se le prende fuego, el vapor de las resinas que rodea perpetuamente a los arbustos, arde con un brillante resplandor. (Según Roy Genders, el arbusto ardiente que vio Moisés en el Sinaí, puede haber sido una expresión de este fenómeno). Los aceites esenciales protegen a las plantas contra las enfermedades y los parásitos. Atraen a ciertos insectos para la polinización. Eventualmente, tales aceites actúan incluso como matahierbas selectivos y naturales, creando un área o espacio alrededor de las raíces en el que otras plantas no pueden crecer. Los granjeros orgánicos y biodinámicos saben cómo aprovecharse de este fenómeno en su trabajo: ciertas plantas tienen efectos dinámicos en el crecimiento de plantas específicas, a la vez que inhiben a otras plantas. La química de los aceites esenciales es bastante compleja. Varía durante el día y a través del año. Depende de la parte de la planta que se destile (raíz, madera, corteza, hojas, tallo, flor, semilla), de la variedad de que se trate, de la tierra, e incluso del clima. Los aceites se constituyen básicamente de terpenos, sesquiterpenos, ésteres, alcoholes, fenoles, aldehídos, acetonas, y ácidos orgánicos. Contienen vitaminas, hormonas, antibióticos, y/o antisépticos. El producto de aceites esenciales varía entre el 0.005% y el 10% de la planta. Por eso, 500 grs. de aceite esencial requieren de 25 kilos de eucalipto o espliego, 75 kilos de lavándula, 250 kilos de salvia, tomillo o romero, ¡y de 1000 a 1500 kilos de rosa!

MÉTODOS TRADICIONALES DE EXTRACCIÓN

Enfleurage

El enfleurage, o sea, la extracción con grasas, es la forma más antigua de obtener aceites esenciales. En la extracción fría se empapan las plantas en aceite vegetal y se ponen en un frasco de vidrio para exponerlas al sol dos semanas. Luego se cuela, y al residuo se le añaden más hierbas. En Provenza, en el sureste de Francia, los pastores y los granjeros preparan el "aceite rojo" remojando flores de hierba de San Juan en aceite de olivo durante dos semanas. Este aceite tiene sorprendentes propiedades y es muy eficiente contra las quemaduras. En el enfleurage, se coloca una capa de flores frescas sobre una tela empapada en aceite o sobre una capa delgada de manteca de cerdo. Todos los días se cambian las flores por flores frescas, hasta que se obtiene la concentración correcta.

Aunque estos distintos métodos no permiten una separación de los aceites esenciales, los productos obtenidos son particularmente apropiados para cremas, ungüentos, linimentos, aceites para masaje, baños de aceite etc.

Presión en frío

Algunos aceites esenciales pueden ser extraídos con la presión fría. Este proceso es empleado comunmente para frutas cítricas. (Si se comprime la cáscara de un limón o una naranja frente a una vela encendida, se puede ver salir el aceite cuando arde en la flama).

El origen de la destilación

La destilación continúa siendo la forma más común de extraer aceites esenciales. Los historiadores no concuerdan en establecer su origen, pero la mayoría lo atribuye a Avicena, el famoso filósofo, médico y alquimista árabe que vivió al inicio del milenio. Sin embargo, Zozime, un renombrado químico egipcio que vivió en el siglo tercero, a.C., escribió sobre numerosos diseños de alambiques que adornaban la pared de un templo en Memfis. De hecho, es muy probable que los egipcios estuvieran al tanto de algún proceso primitivo de destilación.

En el siglo primero de nuestra era Dioscorides ya se hacía preguntas sobre el origen de la destilación. Afirmó que, de acuerdo con la tradición oral, un médico cocinaba peras en un recipiente tapado por otro. Cuando retiró el traste de arriba observó que el vapor que lo empapaba olía y sabía como pera. Esto lo inspiró a elaborar instrumentos para extraer la "quintaesencia" de las plantas medicinales.

Un alambique consiste en un recipiente: un tanque cilíndrico grande que contiene plantas. El vapor es enviado a través de las plantas desde el fondo del cilindro y evapora los aceites. El cilindro está cubierto por una tapa especial (*col de cygne* o cuello de cisne), el cual colecta el vapor y lo manda al espiral, usualmente refrigerado con agua corriente, donde se condensa el vapor. La mezcla de agua condensada y aceite se separa naturalmente por la decantación en *vase florentin* (vaso florentino). Esto está ilustrado en la Figura 2.

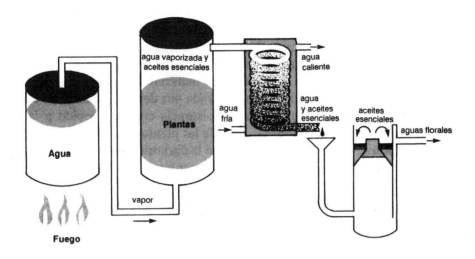

Figura 2. Proceso de destilación de vapor.

Muchas granjas en el sureste de Francia tenían equipo como éste hasta princios de siglo. Era relativamente pequeño (el tanque principal tenía capacidad de menos de 100 galones) y se usaba frecuentemente para extraer aceites esenciales (mayormente lavanda silvestre) en el verano, y destilar brandy en el invierno. Hoy en día, la lavanda silvestre casi ha desaparecido y ya nadie la cosecha (yo compré uno de los últimos lotes hace algunos años) pero sigue habiendo aún muchas destilerías en Provenza. En algunas áreas cada poblado tiene cuando menos una. Los tanques son mucho más grandes (algunas tienen hasta seis tanques con una capacidad de más de 6000 litros), y el agua se calienta ahora en un calentador separado. La gente de ahí destila mayormente lavandín, un híbrido de lavanda, que da un buen producto de aceite esencial de baja calidad. También destilan la verdadera lavanda, hisopo, salvia silvestre, y ocasionalmente estragón o ciprés.

Extracción por solventes

Esta técnica, relativamente moderna, es usada en todo el mundo para obtener mayor producción, o para obtener productos que no pueden lograrse por ningún otro procedimiento. Las plantas se sumergen en un solvente adecuado (acetona o cualquier producto derivado del petróleo), y la separación se hace químicamente o por destilación a una temperatura especial que condensa el aceite pero no así los solventes. Desafortunadamente, estos aceites siempre contienen algún residuo de solvente, y en consecuencia, no son aptos para la aromaterapia.

Para la fabricación de "concretos" el material se suele sumegir en hexano. La mezcla es entonces concentrada por destilación doble, y el producto terminado adquiere una consistencia cremosa debido a la presencia residual de solventes y ceras de las plantas.

Los "absolutos" se obtienen mediante la disolución en alcohol de los concretos, con doble filtración y doble concentración, lo que elimina la mayoría de las ceras y residuos de solventes.

Este método se usa mucho para rosas, azahares, casia y nardos. Es la única manera de extraer los aceites del jazmín, madreselva, claveles y otras.

Los concretos y los absolutos son muy usados en la cosmética y perfumería, pero no deben usarse para la aromaterapia.

Extracción por dióxido de carbono hipercrítico

La extracción por dióxido de carbono hipercrítico es un procedimiento nuevo que ha hecho surgir grandes esperanzas entre los aromaterapistas. ¿Pero, por qué es tan hipercrítico?

Cualquier substancia puede existir en tres estados diferentes: gaseoso, líquido y sólido. Cada substancia puede encontrarse en cualquiera de estos tres estados dependiendo de su temperatura y presión. Además, ciertas substancias pueden estar en estado hipercrí-tico, o sea, que no son ni gas ni líquido, sino más bien las dos cosas; se dispersan a la velocidad del gas, casi instantáneamente, y tienen propiedades solventes.

A cualquier temperatura dada, la mayoría de las substancias se transforman a baja presión (cerca del vacío para substancias pesadas como el metal) de gas a líquido cuando la presión aumenta. Algunas substancias, sin embargo, nunca se licúan si su temperatura se matiene sobre su temperatura hipercrítica. En vez de licuarse, alcanzarán un estado hipercrítico al incrementar la presión sobre la presión hipercrítica.

El dióxido de carbono (un gas inactivo existente en el aire que respiramos) tiene el poder de convertirse en hipercrítico. Más aún, su temperatura hipercrítica es de 33°C (algo más que la temperatura de una habitación). El dióxido de carbono hipercrítico se torna entonces en un excelente solvente de substancias fragantes y aromáticas. Las ventajas son que toda la operación se realiza a baja temperatura, y por lo tanto, la fragancia no se afecta por el calor, la extracción es casi instantánea (unos cuantos minutos) y es completa, y por ser el solvente virtualmente inactivo, no se producen reacciones químicas entre el solvente y la substancias aromáticas. En comparación, la destilación por vapor requiere de una a 48 horas, siempre deja algunos residuos de aceites esenciales, y muchas substancias son hidrolizadas u oxidadas en el proceso.

A diferencia de lo que ocurre en la extracción regular con solvente, (concretos, absolutos, oleorresinas), el solvente puede eliminarse fácil y totalmente con sólo quitar la presión. Todo el proceso tiene lugar en una cámara cerrada, lo que significa que hasta las partículas más volátiles y frágiles de fragancia pueden colectarse. En consecuencia, el producto terminado es lo más similar a la substancia aromática de la planta que se puede lograr.

La extracción con dióxido de carbono hipercrítico parece ser el sueño hecho realidad de un aromaterapeuta. Desgraciadamente la presión hipercrítica para el dióxido de carbono pasa de 200 atmósferas (sí, ¡200 veces la presión atmosférica normal!), requiriendo de un equipo pesado de acero inoxidable sumamente caro.

Hasta donde yo sé, este proceso se encuentra aún en su etapa experimental. En Francia, Alemania, los Estados Unidos y Japón se han construido unidades pilotos en varios laboratorios de alta tecnología. Yo visité la unidad piloto francesa en 1987, su capacidad era menor de 8 litros, en tanto que un alambique normal de vapor tiene una capacidad hasta de 8000 litros. Hasta ahora solamente se han producido pequeñas cantidades de extractos hipercríticos, pero la producción comercial puede no estar muy lejana. Lo más probable es que estos productos continúen siendo bastante caros por un tiempo indeterminado.

ADULTERACIONES, PROBLEMAS DE CALIDAD

La mayoría de los aceites esenciales disponibles en el mercado son de muy pobre calidad por dos razones principales. La primera es que la composición química de los aceites esenciales de una planta deter-minada pueden cambiar mucho según sea su variedad, el tiempo, la tierra, y el método de cultivo y de destilación. El aceite del tomillo, por ejemplo, varía de 100% timol a 90% carvacrol, con algunas variedades que contienen citrol o geraniol. Además, muchos de los componentes básicos tales como linalol, cineol, borneol, citral y nerolol también se encuentran en numerosas esencias. Cuando los principales componentes de un aceite esencial dado se conocen, es posible reproducirlo empleando aceites esenciales o componentes más baratos. La rosa, por ejemplo, es imitada frecuentemente con geranio, limoneno, palmarosa, alcohol terpénico o estearina.

La segunda razón es que los recientes adelantos de la química han inundado el mercado con aceites esenciales sintéticos. Estas reproducciones sintéticas se usan mayormente en las industrias alimenticia y cosmética, pero también en perfumería y farmacopea. Las substancias químicas de los aceites están en interacción continua, y el tipo de interacción depende de la forma en que estas substancias fueron combinadas. La acción de los aceites esenciales dependen también del proceso que se desarrolla dentro de ellos. Por consiguiente, las reproducciones, sean naturales o sintéticas, jamás reemplazarán a los aceites naturales. Para la aromaterapia, así como para la perfumería o los cosméticos, solamente deben usarse aceites esenciales de la mejor calidad.

Los aceites extraídos por presión fría se parecen más a los productos presentes en las plantas, pero solamente unos cuantos aceites pueden ser extraídos con este método. La destilación por vapor posee el segundo lugar en calidad. Yo estoy trabajando en un prototipo de alambique que incorpora los adelantos técnicos recientes. Será una mejora sustancial de los alambiques tradicionales, y se espera que produzca una calidad mejor aún de aceites esenciales.

Los aceites extraídos con solventes no deben ser usados internamente.

Las plantas silvestres que crecen en áreas no polucionadas, o las plantas desarrolladas orgánicamente, producen la mejor calidad de aceite. Los productos inorgánicos no se recomiendan, pues muchos pesticidas sintéticos son solubles en las substancias aromáticas de las plantas y pueden concentrarse en el aceite.

AGUAS FLORALES, DESTILADOS E HIDROLASAS

La aguas florales, las hidrolasas o los destilados, se obtienen enviando vapor a través de las plantas y luego condensándolo. Frecuentemente son productos residuales de la destilación, en cuyo caso son recuperados del vaso florentino después de la separación de los aceites esenciales. Las mejores aguas florales se obtienen por cohobación, un proceso que recicla continuamente el destilado. El volumen de agua empleada para la destilación es proporcional a la cantidad de agua que tiene la planta; el exceso en el vaso florentino se envía de nuevo al calentador, y el vapor se manda otra vez a través de la planta hasta producir la saturación. Las hidrolasas contienen los principios activos de las plantas. Retienen una pequeña cantidad de aceites esenciales (como 0.2 gramos por litro) que se dispersa en forma ionizada, de modo que sea menos probable que el producto cause irritación a la piel. Se han usado tradicionalmente para el cuidado de la piel, para desinfectar heridas y para sanar. Más suaves y fáciles de usar que los aceites esenciales, su utilidad en el cuidado de la piel y en los cosméticos es considerable. El agua de rosas, de azahar, de camonil, y aciano son de las más renombradas.

HÁGALO USTED MISMO

Todo lo que un aficionado necesita es una olla de presión. Coloque las plantas en una tela de alambre por encima del agua. Cambie la válvula por una manguerita de plástico (de 60 cm a 1.5 metros de largo), hierva el agua, pase agua fría por la manguera, y colecte el agua floral y los aceites en un recipiente apropiado. Puede separar los aceites por decantación en botellas de vidrio. Usted no producirá, desde luego, grandes cantidades de aceites, pero su calidad será excelente y usted probablemente obtenga bastante agua floral para preparar sus propios cosméticos, cremas y champús.

Sin embargo, debo de advertirle que la destilación causa una adicción incurable. Si usted tiene predisposición genética, puede convertirse en una persona adicta a la destilación por el resto de su vida.

CÓMO CONSERVAR SUS ACEITES ESENCIALES

Los aceites esenciales son productos preciosos que pueden alcanzar altos precios. (Usted lo entenderá cuando empiece a hacer los suyos). Deben ser almacenados en botellas de vidrio obscuro perfectamente bien cerradas para prevenir su deterioro por la luz o por el aire. También deben ser protegidos de las variaciones de la temperatura. El calor prolongado no les hace bien.

Bajo circunstancias normales los aceites esenciales pueden ser considerados como frescos hasta tres años después de su extracción.

CUATRO

Química de los aceites esenciales

LA LEYENDA ATÓMICA

Los átomos están formados por electrones que tienen una carga eléctrica negativa y orbitan alrededor de un núcleo. El núcleo contiene protones, que a se vez tienen una carga eléctrica positiva, y neutrones, sin carga eléctrica alguna. Cada átomo tiene el mismo número de electrones y protones para bajar la carga a cero. Los electrones están dispuestos en capas alrededor del núcleo. Cada capa puede tener un número máximo establecido de electrones. La primera capa no puede contener más de dos electrones, la segunda capa tiene un máximo de ocho electrones, y así sucesivamente. Los electrones están colocados alrededor del núcleo de tal modo que llenan primero las capas inferiores, razón por la cual los átomos tienen espacios vacíos en su capa exterior.

El hidrógeno es el átomo más común del universo, y tiene la estructura más sencilla posible. Tiene un sólo electrón orbitando alrededor de un protón y posee un espacio vacío en su única capa. El carbono, otro átomo muy común, consiste en seis protones y seis neutrones en el núcleo, con seis electrones orbitando —dos en la primera capa y cuatro en la segunda— y tiene cuatro espacios vacíos. El oxígeno tiene ocho neutrones, ocho protones, y seis electrones —dos en la primera capa, seis en la segunda— y dos espacios vacíos.

Los átomos están impelidos a llenar sus capas electrónicas. En realidad, tienen una necesidad compulsiva de llenar su capa exterior.

Si se les deja solos, usualmente se combinan ellos mismos. Los átomos de hidrógeno comparten sus electrones dos por dos; dos átomos de oxígeno se unen y cada uno contribuye con dos electrones. Con los carbonos, las cosas son un poquito distintas. Los átomos de carbono se organizan en patrones tridimensionales, quedando unido cada carbono a otros cuatro carbonos y contribuyendo con un electrón a cada enlace. Es por eso que billones de billones de átomos de carbono pueden conectarse en grandes patrones.

Pero la mayoría de los átomos parecen preferir la diversidad. Se combinan con otros átomos para formar moléculas en algo así como un apareamiento atómico llamado ligamiento. El ligamiento atómico consiste en compartir los electrones de la capa externa para que no se queden vacíos. Cuando dos átomos comparten un electrón en una vinculación molecular, se llama ligamiento sencillo. Los átomos también pueden compartir dos electrones en un doble ligamiento, o hasta tres electrones en un ligamiento triple. El hidrógeno solamente puede formar un ligamiento sencillo, el oxígeno puede formar ligamientos sencillos (como en el agua, donde se conecta con dos hidrógenos) o ligamientos dobles (como en el dióxido de carbono, donde dos oxígenos comparten dos electrones cada uno con un carbono). El carbono también puede formar triple ligamiento, usualmente consigo mismo.

¡Aquí es donde toda la cosa puede convertirse en algo bastante espeluznante! Francamente, para los estándares humanos, el comportamiento atómico puede ser bastante objetable. Para llenar su capa exterior, los átomos usarán cualquier recurso a su alcance. Hacen pedazos moléculas para robar otros átomos. Esto se llama una reacción nuclear. Y créame, algunas reacciones atómicas pueden ser bastante salvajes. Por eso, cuando usted envía, por ejemplo, algunos átomos de oxígeno a una multitud de moléculas de metano (constituida cada una de cuatro oxígenos unidos a un carbono), los átomos de oxígeno están tan ansiosos de combinar, que cualquier chispa causa una explosión. Los oxígenos dividen el metano, algunos oxígenos toman el hidrógeno simplemente para crear agua, en tanto que otros se hacen cargo de los carbonos en dióxido de carbono. Todo el intercambio es rápido, pero muy intenso. Esto es exactamente lo mismo que ocurre, en otra dimensión, cuando una fuga de gas hace pedazos un edificio de diez pisos.

   Cuando el universo aún era joven e impetuoso, el tipo de masacre atómica que acabo de describir no era nada en comparación con lo que estaba ocurriendo todos los días. Con el paso del tiempo, los átomos se asentaron en moléculas más estables (probablemente agotados). Los intercambios se hicieron más afinados, especialmente en nuestro planeta.

   Las moléculas se tornaron más y más grandes hasta que la vida resultaba posible. De estar en pie de guerra, el comportamiento atómico evolucionó a una danza armoniosa, y bajo un estrecho control de las fuerzas de la vida, las moléculas empezaron a andar por ahí cambiando gentilmente átomos o grupos atómicos.

   El carbono es el actor principal de la danza molecular de la vida. Su ruidosa promiscuidad y su habilidad para unirse consigo mismo le permiten generar cadenas de átomos de carbono. En tales cadenas, cada átomo de carbono está ligado a uno (en cada extremo de la cadena) o dos (dentro de la cadena) átomos de carbono. Los carbonos generalmente se unen unos a otros a través de una sola ligadura o ligamiento. Esto deja espacio para dos o tres ligaduras adicionales en las que el hidrógeno y el oxígeno (los dos compañeros principales del carbono en el vals de la vida) u otros radicales pueden unirse. Moléculas tan complejas como el DNA, la pastilla (micro-chip) de la memoria interna de la vida, puede ser creada gracias a eso. Las moléculas más pequeñas tienden a ser volátiles, o sea, que se evaporan fácilmente. A mayor tamaño de la molécula, es menor su capacidad de evaporarse (por ejemplo, cuanto más grande es, más alto es su punto de hervor). Los aceites esenciales son volátiles, sus moléculas son más bien pequeñas. La mayor parte tiene 10 o 15 átomos de carbono (vea más sobre esto en la próxima sección de moléculas terpenoides).

QUÍMICA DE LOS ELEMENTOS INTEGRANTES DE LOS ACEITES ESENCIALES COMUNES*

Casi todas las moléculas que se encuentran en los aceites esenciales se componen de carbono e hidrógeno, o de carbono, hidrógeno y oxígeno. La química de estos elementos integrantes de los aceites esenciales se determina por dos factores, uno artificial (el proceso de destilación por vapor) y el otro intrínseco de la planta (la biosíntesis de las moléculas integrantes).

---

* En colaboración con el doctor en medicina Kurt Schnaubelt

Con la destilación de vapor, un proceso que es básicamente físico, solamente pueden aislarse de la planta los integrantes volátiles y no solubles al agua. Los tipos principales de componentes químicos aislados, son componentes terpenos y terpenoides, y el componente derivado, fenilopropano. Existen muchos otros integrantes en las plantas (frecuentemente valiosos) que no tienen acomodo con los aceites esenciales. Entre ellos están las moléculas solubles al agua, como ácidos o azúcares, o de polaridad demasiado grande o muy alta para poderse evaporar con el vapor, tales como los taninos, flavonoides, carotenoides y polisicáridos.

Por consiguiente, en los aceites esenciales se pueden distinguir tres clases o categorías principales de componentes: (1) componentes terpenos y terpenoides; (2) componentes sesquiterpenos y sesquiterpenoides; y (3) derivados fenilpropanos. Los dos primeros comparten el mismo patrón biosintético.

Terpenos y sesquiterpenos

Los terpenos y sesquiterpenos son moléculas hechas de carbono e hidrógeno (hidrocarburos). Proveen las estructuras químicas básicas, debido a la capacidad del átomo de carbono para formar ligaduras químicas con otros átomos de carbono. Los átomos de carbono, ligándose a sí mismos, determinan en gran parte la forma y el tamaño de la molécula; constituyen la "columna vertebral de carbono" de la molécula. Si el único elemento presente es el hidrógeno, las moléculas se llaman insustituidas, y constituyen los terpenos o los sesquiterpenos.

Las moléculas de los terpenoides comparten un patrón biosintético común. Su estructura química puede verse como si fuera hecha de múltiples moléculas de isopreno.

La estructura del isopreno consiste en una cadena de cinco átomos de carbono. (Racionalizar el carácter de las moléculas de terpenoide como múltiplos de unidades de isopreno es un modelo útil; pero la biosíntesis actual toma otro camino). Las moléculas más pequeñas formadas de tal manera, se llaman monoterpenos, y tienen 10 átomos de carbono. Estos son los principales integrantes de muchos aceites esenciales.

Las moléculas con 15 átomos de carbono, sesquiterpenos, también se encuentran comúnmente en los aceites esenciales, puesto que son lo suficientemente volátiles para destilarse con vapor. Las moléculas con

20 carbonos (diterpenos) se encuentran en mucho menor grado en los aceites esenciales. Las moléculas de terpenoides con 30 y 40 átomos de carbono también existen en la plantas, pero no se encuentran en los aceites esenciales. Su peso molecular es demasiado alto para permitir la evaporación. Moléculas importantes de la vida, como esteroides y ciertas hormonas, pertenecen a este último grupo. Los monoterpenos tienen una estructura de 10 carbonos, los sesquiterpenos tienen 15 carbonos y los diterpenos tienen 20 carbonos.

Grupos funcionales en los integrantes de los aceites esenciales

Los hidrocarburos no sustituidos pueden ser modificados por un grupo funcional, o sea, uno o dos átomos de hidrógeno son repuestos en la molécula por un grupo funcional. Dentro del reino de los aceites esenciales los grupos funcionales que tenemos que manejar están formados todos a través de las distintas maneras en que el oxígeno puede ser unido al carbono.

Generalmente las moléculas hechas de una estructura de terpeno y un grupo funcional se llaman terpenoides (o sesquiterpenoides, de sesquiterpenos). Estrictamente hablando, los términos terpenos (o sesquiterpenos) se deben referir a los hidrocarburos, y el de terpenoide a terpenos sustituidos. En la literatura profesional, el término terpeno (sesquiterpeno) se usa frecuentemente para denotar a todo el grupo de moléculas que tienen la misma estructura básica, incluyendo hidrocarburos y moléculas sustituidas.

Las propiedades de los integrantes de los aceites esenciales están determinadas por su estructura básica (mono, sesqui y diterpeno) y su grupo funcional. (Figura 3).

Cetonas (Figura 3a)

La tuyona, la pulegona, el pinocampone y el carveno, son importantes cetonas. El oxígeno puede ser unido a un carbono a través de una ligadura doble. El grupo resultante es llamado un grupo carboxilo. Si el oxígeno se liga a un carbono ubicado dentro de la cadena carbónica, la molécula resultante se llama cetona.

Las cetonas monoterpenoides determinan las características principales de un buen número de aceites esenciales, tales como el hisopo

C: Carbono   H: Hidrógeno   O: Oxígeno

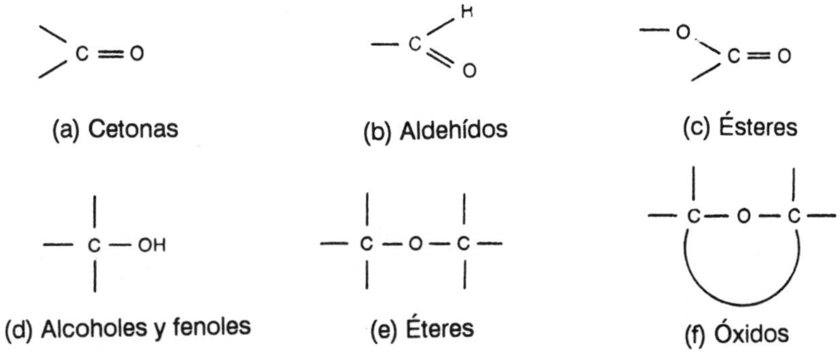

(a) Cetonas   (b) Aldehídos   (c) Ésteres

(d) Alcoholes y fenoles   (e) Éteres   (f) Óxidos

Figura 3. Grupos funcionales en compuestos esenciales de aceite.

y la salvia. Otros aceites con un contenido sustancial de cetona son la tuyona y el poleo. Las aplicaciones de estos aceites más relevantes para la aromaterapia son disminuir o aumentar el flujo mucoso y su efecto citofiláctico. Ambas propiedades son aprovechadas ampliamente por la aromaterapia en remedios para problemas respiratorios (muconítico) y en preparaciones para el cuidado de la piel (citofiláctico). Muchas cetonas son neurotóxicas si se ingieren. Algunas pueden ser peligrosas (pulegona en poleo, tuyona en artemisa, salvia y tuya).

Aldehídos (Figura 3b)

Los aldehídos más importantes son citral, toronjil y geraniáceos. Al igual que las cetonas, los aldehídos tienen un grupo carboxil, pero a diferencia de la cetona, su oxígeno está ligado a un carbono que a su vez lo está a un hidrógeno, lo que significa que no están ubicados dentro de una cadena carbónica.

Los aldehídos monoterpenoides son lo más importante dentro de la química de los aceites de melisa (*Melissa officinalis*), toronjil, lippia citriodora y eucalipto citriadora. Los estudios muestran que los aldehídos encontrados en estos aceites son sedativos. Se ha encontrado también que el citral posee fuertes propiedades antisépticas.

Ésteres (Figura 3c)

Los acetatos, como el geranil, el metil de salicilato, el linalil y otros, se destacan entre los ésteres. El grupo éster tiene una ligadura doble ente el carbono y el oxígeno (grupo carboxil). Una segunda molécula de oxígeno está ligada al grupo carboxil, suministrándole un grupo éster. Los ésteres son producidos a través de la reacción de un alcohol y un ácido. Se caracterizan por ser antihongos y sedantes. Tienen un efecto calmante directo sobre el sistema nervioso central, y pueden ser poderosos agentes antiespasmódicos.

El camonil romano contiene un número de ésteres que no se encuentra comunmente en otros aceites esenciales. Al parecer, el poder antiespasmódico alcanza su máximo grado en este aceite. Generalmente los ésteres son fragantes y con frecuencia tienen aromas muy frutales. Se emplean normalmente en múltiples y diversas combinaciones con aromas y sabores frutales. El acetato linalil, por ejemplo, se encuentra en grandes cantidades en la lavanda y en la bergamota. Es el producto de la reacción del linalol y el ácido ascético. La salvia silvestre es otro aceite cuyas características de éster son obvias, especialmente si se usa en masajes.

Los ésteres se encuentran en los aceites esenciales en cantidades mayores que los representantes de cualquiera de los otros grupos. No existen muchos aceites esenciales con ésteres como integrantes principales, pero frecuentemente, aun pequeñas cantidades de ésteres característicos son cruciales para dar el toque de fineza a la fragancia de un aceite esencial.

Alcoholes terpenos (Figura 3d)

Linalol, borneol, citronelol, santabol, estragol y nerol son alcoholes importantes. Lo más frecuente es que el oxígeno esté unido a una molécula de terpeno a través de una sola ligadura en el grupo hidroxil, en el cual un hidrógeno hace la segunda liga de oxígeno. El grupo hidroxil (-O-H) consiste en una molécula de agua (H-O-H) separada de uno de sus carbonos de hidrógeno, de ahí su nombre. El grupo hidroxil tiene un poder reactivo muy fuerte.

Las moléculas con un grupo hidroxil se llaman alcoholes. Se tipifican por ser sumamente fluidas.

Si un grupo de alcohol se introduce en una molécula de terpeno, el compuesto es un alcohol o alcohol terpeno. Los alcoholes terpenos son una de las moléculas más útiles de la aromaterapia. Los alcoholes terpenos, basados en aceites esenciales comunes, muestran un amplio grado de diversidad respecto a sus propiedades, así como a su fragancia, pero también tienen varias propiedades comunes. Los alcoholes terpenos generalmente son antisépticos y se les atribuye un positivo efecto tonificante. El linalol es un reconocido alcohol terpeno en lavanda, palo de rosa, petitgrain, azahar y cilantro. El cintronelol, del que se ha probado que posee cualidades antivirales, es un integrante básico en los aceites de rosa y geranio, y el geraniol se encuentra en la palmarosa. El alfa- terpinol es propio del *Eucalyptus radiata* y del *Melaleuca virdiflora*. El Terpineol-4 es un ingrediente fundamental en la mejorana de árbol y jardín. Otros aceites, también dentro de este grupo, se encuentran en *Ravensare aromática* y cayeput o *Melaleuca minor*. Todos estos aceites tienen como atributos comunes ser antisépticos naturales, con una fragancia agradable y vivificante, propiedades deseables y de muy baja toxicidad. La utilidad de los alcoholes terpenos se ha señalado nuevamente a través de una investigación que indica que esos aceites juníperos con alto contenido de terpineol-4 y el correspondiente bajo contenido de pinenos (hidrocarburos de terpeno), son los agentes diuréticos más seguros entre los diversos tipos de aceites juníperos, también llamados enebros.

Cineol (Figura 3f)

Si el oxígeno une dos carbonos y al mismo tiempo es miembro de una estructura de anillo, el compuesto se llama óxido.

El cineol, también llamado eucaliptol, está casi en una clase aparte. Como compuesto químico es un óxido. Imparte un fuerte efecto expectorante a las diferentes variedades de aceites de eucalipto. Es prácticamente omnipresente, siendo un integrante, más o menos deseable, en casi la mitad de los aceites esenciales.

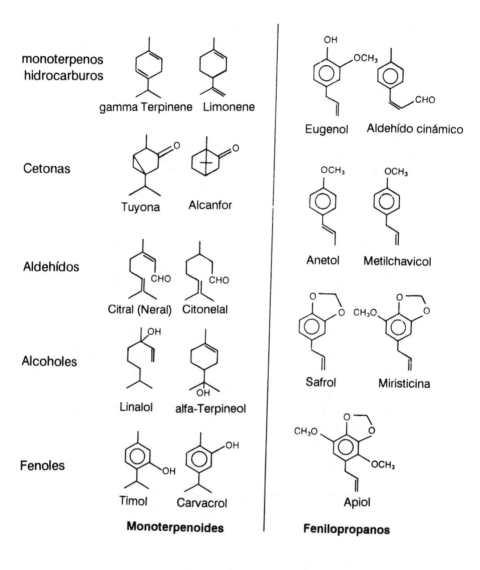

*Figura 4. Ejemplos de los integrantes de los aceites esenciales terpenos
y fenilopropanos.*

El óxido de linalol es un integrante importante del aceite de hisopo de la variedad derivada del *Hyssopus officinalis*. Este aceite tiene un bajo contenido de cetona y una toxicidad reducida comparado con el aceite de *Hyssopus officinalis*, no perteneciente a esta variedad.

Fenoles

El timol, el carvacrol (isómero del timol) y el eugenol, pueden verse en la Figura 4. Cuando un grupo hidroxil de alcohol se une a un anillo de bencina, el compuesto resultante se llama fenol. La estructura del fenol es fuertemente electropositiva, y por lo tanto, químicamente muy activa. Los fenoles, al igual que el timol o el carvacrol son los agentes antibacterianos más fuertes entre los componentes monoterpenoides de la aromaterapia. Su carácter fuertemente estimulante es ampliamente utilizado en la aromaterapia; sin embargo, estos aceites pueden ser muy irritantes, y deben ser usados únicamente en concentraciones adecuadamente bajas.

Derivados del fenilopropano

Eugenol, aldehído cinámico, anetol, metilchavicol, safrol, miristicino y apiol pueden verse en la Figura 4 (véase también Tabla 1). La característica común de los integrantes de esta clase de aceites esenciales, consiste en que todos son derivados de la estructura del fenilopropano. Los elementos que constituyen esta estructura están en un sistema de anillo fenilo "aromático" con un propano (tres-carbonos) en cadena lateral. Esta estructura básica de nueve átomos de carbono es entonces modificada por varios grupos unidos a ella. Una ligadura doble en el lado de la cadena permite frecuentemente que los grupos unidos interactúen con el sistema pi-electrón del anillo aromático, cediendo algunas moléculas a este grupo farmacológicamente muy activo. Su patrón biosintético, originado a través de un ácido, es diferente de los de los terpenoides.

La canela y el clavo, como las esencias fenólicas, son poderosos agentes antisépticos. Pueden originar severas reacciones en la piel y deben usarse con precaución. El eugenol, principal integrante del aceite de clavo, además de ser un antiséptico y fungicida, tiene propiedades de anestésico local. Se ha sabido que también inhibe ciertos procesos cancerígenos. El mismo efecto se encontró en el cariofilen, otro in-

Tabla 1. Propiedades de los integrantes del aceite esencial derivado del fenilopropano.

Derivado del fenilopropano	Propiedad	Fuente
Eugenol	Antiséptico	Clavo
Aldehído cinámico	Estimulante Irritantes de la piel	Canela
Anetol	Aumenta la secreción	Semilla de anís
Metilchavicol	Expectorante Antiespasmódico	Albahaca, estragón Perejil, nuez moscada, sasafrás
Safrol, miristicina, apiol	Diurético Antiespasmódico Abortivo (apiol) Estimulante del sistema nervioso Alucinógeno (miristicina)	

tegrante del aceite de clavo (ver sesquiterpenos). La semilla de anís, la albahaca y el estragón, no son tan agresivos como pueden serlo la canela o el clavo, sin embargo, todos comparten una característica distintivamente dulce en su fragancia. Los integrantes básicos de los aceites de albahaca y de anís, metichavicol y anetol, pueden causar efectos negativos si se emplean en concentraciones exageradas. Otros de este grupo incluyen safrol (sasafrás, alcanfor), miristicín (nuez moscada), y apiol (perejil). Aunque la mayoría de estos aceites pueden ser beneficiosos usados en aromaterapia, en altas concentraciones comparten una toxicidad potencial, así como si se les da un uso prolongado. El potencial de la nuez moscada de actuar como un alucinógeno (las dosis requeridas para inducir estos efectos son peligrosas y pueden causar daños irreversibles o la muerte), y los efectos del anetol, bien conocido a través de su abuso en los licores de anís, demuestran la capacidad de los integrantes del fenilopropano para interactuar con el sistema nervioso central en forma que depende fuertemente de la dosificación y la concentración.

Muchas de las propiedades de los integrantes de los aceites esenciales del terpenoide (cetonas, aldehídos, alcoholes terpeno, ésteres, cineol y fenoles) están enlistados en la Tabla 2.

Tabla 2. Propiedades de los integrantes del aceite esencial terpenoide

Terpenoide	Propiedades	Fuentes
Cetonas	Promueve la formación de tejidos Mucolítico Potencialmente neurotóxico	Salvia,tuya, ajenjo (tuyona) hisopo (pinocanfona)
Aldehídos	Antiinflamatorio Sedante Antiviral	Melisa, té de limón (citrales) *Eucaliptus citriodora* (citronellal)
Alcoholes terpeno	Bactericida Vigorizante Diurético Antiviral	Lavanda,cilantro,petitgrain, palo de rosa (linalol), *Eucalyptus radiata*, niaouli (alfa terpineol), árbol de té, mejorana, enebro (terpineol-4)
Esteres	Antiespasmódico Sedante Puede ser antihongos	Manzanilla romana (ésteres ácidos de angélica) lavanda, salvia silvestre, bergamota, (acetato de linalil)
Cineol	Expectorante	Eucalipto y muchos otros aceites
Fenoles	Bactericida Inmunoestimulante Estimulante Irritante de la piel Potencialmente tóxico para el hígado	Tomillo (timol), orégano, Ajedrea (carvacrol)

Hidrocarbonos terpenos

El limonene (presente en un 90% o más en la mayoría de los aceites cítricos) pinene, camfene y mircene pueden verse en la Figura 4. Respecto a las propiedades que tienen los hidrocarbonos terpenos, frecuentemente se piensa que son integrantes más o menos insignificantes de los aceites esenciales. Ha habido discusiones sobre si los terpenos son irritantes de la piel o de las membranas mucosas. Los estudios de varios aceites de pino muestran que los principios antisépticos se forman cuando estos aceites caducan o son sometidos a oxidación, natural o inducida. Un estudio de los efectos de los terpenos contra el herpes simple y otros virus, debería de renovar el respeto por los terpenos en el terreno de la aromaterapia.

Se ha encontrado que el limonene, principal integrante de muchos aceites cítricos, el alfa-sabinene y el gamaterpinene, poseen propiedades antivirales. Los aceites esenciales con altas proporciones de hidrocarbonos monoterpenos, incluyen:

Limón, naranja, bergamota (limonene)
Pimienta negra (pinenes, campenes, etc.)
Aceites de pino (pinenes)
Trementina (pinenes, limonene)
Nuez moscada (pinenes)
Almácigo (pinenes)
Angélica (pinenes)

La Tabla 3 ilustra las actividades de los monoterpenos, así como de los sesquiterpenos y diterpenos.

Sesquiterpenos

Entre los principales sesquiterpenos se encuentran el chamuzalen, bisabolol, santalol, zingeberol, carotol, carofilen y el farnesol. La Tabla 4 enlista algunas de sus fuentes.

Cuando vemos a los integrantes sesquiterpenos de los aceites esenciales, la influencia de un grupo funcional se hace menos dominante. El crecido tamaño de la estructura total trae consigo mayor complejidad. La interacción entre la espina vertebral del carbono y el grupo funcional, se torna más sutil e intrincada. La individualidad de la molécula

Tabla 3. Efectos generales de los compuestos de los terpenoides *

Actividad	Monoterpenos	Sesquiterpenos	Diterpenos
Analéptico	+	+	
Analgésico		+	
Anestésico	+		
Antiarrítmico		+	
Antibiotico (antibacterial, antihongos, antiséptico, antiviral)	+	+	+
Antiepiléptico		+	
Antihelmíntico	+	+	
Antihistáminico	+		
Antiinflamatorio, antiflogístico	+	+	
Antirreumático	+		
Antitumor (anticancerígeno, citotóxico)	+	+	+
Colerético, colagogo		+	
Diurético	+		
Espasmódico	+	+	
Expectorante	+		+
Fermona	+	+	
Fitohormona (regulación del crecimiento)		+	+
Hipotensor	+	+	+
Hormona juvenil		+	
Insecticida	+		+
Irritante	+	+	
Purgante	+		+
Sedante	+	+	
Tóxico		+	+
Vitamina			+

* La actividad biológica, farmacológica y terapeútica de los monoterpenos normales (y también de muchos sesquiterpenos) está estrechamente conectada a la de los aceites esenciales. Aquí se da una visión general de las propiedades biológicas más importantes de los mono, sesqui y diterpenos.

Tabla 4. Fuentes de los sesquiterpenos en los aceites esenciales

Sesquiterpeno	Propiedad	Fuente
		De raíces
Zingeberol		Jengibre
Vetiverón, vetiverol	Estomacal, carminativo	Vetiver
Composición compleja		Nardo
(casi un 100% sesquiterpenos)		
Valeranon	Sedante, espasmódico	Valeriana
(valepotriates C 101)		
		De maderas, hojas o semillas
Alfa-santalol		Sándalo
Alcohol de pachulí		Pachulí
Carotol		Semilla de zanahoria
Nerolidol (según el tipo)	Desinfectante Antiséptico	Niaouli
		De la familia de las asteráceas
Chamazulene, bisabolol	Antiflogístico	Manzanilla alemana
Chamazulene (según el quimotipo)		Milhojas
Chamazulene (según el quimotipo)		Epazote

se convierte en un gran factor en el carácter del efecto farmacológico de la molécula.

Más de 2000 sesquiterpenos han sido aislados de plantas hasta la fecha, y sus estructuras varían ampliamente. La mayoría de estos sesquiterpenos pueden ser atribuidos a 30 tipos estructurales básicos. En la Tabla 5 se muestra un resumen de su actividad biológica.

Los aceites esenciales con alta proporción de integrantes sesquiterpenos son destilados en su mayor parte de raíces y maderas de la familia Asteracea.

Las propiedades de los sesquiterpenos han sido objeto de mucho interés e investigación. Gran parte de tales investigaciones ha sido realizada sobre sesquiterpenos aislados de las plantas de la familia Asteracea que no son plantas comunes de aceites esenciales. La situación para los aromaterapeutas es un tanto insatisfactoria, puesto que existen buenas razones para especular sobre las propiedades poten-

Tabla 5. Sesquiterpenos de aceites esenciales con conocidas propiedades farmacológicas

Sesquiterpeno	Propiedad	Fuente
Chamazulene	Antiflogístico Antiinflamatorio	Manzanilla alemana milhojas, epazote
Cariofileno	Sedante Antiviral Anticancerígino potencial	Clavo (10%) existe en muchos aceites esencia- les en concentraciones bajas
Farnesol	Bacteriostático	Rosa, manzanilla y muchos aceites de plantas

ciales de los sesquiterpenos en aceites esenciales, pero sólo con una capacidad limitada como para que las informaciones de las investigaciones sean sustanciales. Hay algunas excepciones notables. En el esfuerzo por proveer una base científica para los múltiples usos de la Manzanilla alemana (*Chamomilla matriarcaria*), las propiedades antiflogísticas del chamazulene y alfa bisabol fueron firmemente establecidas.

El farnesol es un sesquiterpeno cuyas superiores propiedades como bacteriostático y dermatofílico están muy bien documentadas. Debido a su capacidad para inhibir el crecimiento de la bacteria en vez de matarla, es un deodorizante ideal, puesto que inhibe el desarrollo de microorganismos causantes del mal olor, sin eliminar las bacterias que están presentes en la piel sana.

Finalmente, el cariofilen, que se encuentra en muchos aceites esenciales, más notablemente en el aceite de clavo, ha recibido renovada atención. Combina efectos sedantes y antivirales con la capacidad de inhibir algunos procesos cancerígenos.

El sándalo ilustra la falta de información de una investigación sólida sobre los sesquiterpenos que se encuentran en los aceites esenciales. Por una parte, sólo existen pruebas anecdóticas de su utilidad en infecciones de las vías urinarias, y hasta los libros de texto de farmacopea lo listan como un desinfectante urinario potencial. Por la otra, no ha sido confirmado un efecto antibacterial de los integrantes del aceite de sándalo. Claro que es tentador especular que la búsqueda de un efecto bactericida verdadero del santalol sea un experimento equivocado, visto que los los sesquiterpenos pueden ser estimulantes eficaces del sistema inmunológico. El efecto del aceite podría ser causado, no a través de una acción bactericida directa, sino más bien a través del estímulo a los mecanismos defensivos del cuerpo.

Un resumen de los aceites esenciales y sus componentes químicos más importantes puede verse a continuación en la Tabla 6.

Tabla 6. Los aceites esenciales y sus principales componentes químicos

Planta	Número de carbonos	Componentes
Abedul		Ésteres: metil salicilato
Abeto	10	Terpenos
Ajedrea	10	Fenol: carvacrol
Albahaca	9	Fenilopropano: metilchavivol
Alcaravea	10	Cetonas: limonene, carvona
Alhucema	10	Alcoholes terpenos: linalol, alcanfor
Angélica	10	Almizcle cetona
Anís, semilla de	9	Fenilopropano: *trans*-anetol
Arbol de té	10	Terpenos, alcoholes terpenos: terpinen-4-ol
Artemisa	10	Cetona: tujona
Bergamota	10	Terpenos y ésteres: limonene, acetato linalil
Cardamomo	10	Terpenos: cineole
Cayeput	10	Alcoholes terpenos: alfa-'Terpineol
Cedro		Cetona: atlantone-7
Cilantro, semillas de		Alcoholes terpenos: linalol
Ciprés	10	Terpenos: acetato terpenil
Cisto		Terpenos
Clavo, botones de	9	Fenilopropano: eugenol
Comino, semillas de		Aldehídos: cuminaldehíde
Corteza de canela	9	Fenilopropano: aldehído de canela
Elemí	10	Terpenos: limonele, elemol
Estragón	9	Fenilopropano: metilchavicol
Eucalyptus australiana		Cineole
Eucalyptus citriodora		Aldehídos: toronjil
Eucalyptus globulus	10	Cineole, *t*-alcohol
Geranio	10	Alcoholes: citronelol, geraniol
Hierbaluisa	10	Aldehído: citrales
Hierbabuena	10	Alcoholes terpeno: carvona

Tabla 6. Los aceites esenciales y sus principales componentes químicos (continuación)

Planta	Número de carbonos	Componentes
Hinojo		Fenilpropano: *trans*-anetol
Hisopo	10	Cetona: pinocarvona
Hoja de canela	9	Fenilopropano: eugenol
Incienso	10	Terpenos: felandrene, camfene, olibanol
Jazmín		Acetato de bencil, jazmona
Jengibre, raíz de	15	Sesquiterpenoides: zingeberol
Junípero	10	Terpenos: alcohol terpeno
Laurel (cerezo)	10	Cineole
Laurel	9	Fenilopropano: mirceno, eugenol, charvicol
Lavanda	10	Ésteres,alcoholes terpenos: acetato linalil
Lavándula	10	Ésteres,alcoholes terpenos: linalol,alcanfor acetato linalil
Ligústico, raíz de		Lactones
Lima	10	Terpenos, aldehídos: limonene, citral
Limón	10	Terpenos, aldehídos: lionene, cital
Limón. té de	10	Aldehídos: citral
Litsea cubeba	10	Aldehídos: citrales
Mandarina	10	Terpenos
Manzanilla alemana	15	Sesquiterpenoides: bisabolol, chamazulene
Manzanilla azul		Sesquiterpenoides: chamazulene
Manzanilla mixta		Alcohol: ormenol
Manzanilla romana		Ésteres
Mejorana	10	Alcoholes terpenos: terpino-4- ol
Mejorana silvestre	10	Fenol
Melisa	10	Aldehídos: citrales
Menta	10	Alcoholes terpeno: mentol, carvona, linalol
Mirra	10	Terpenos
Mirto	10	Terpenos, alcoholes terpenos
Naranja	10	Terpenos
Neroli	10	Alcoholes terpenos, ésteres: linalol, nerol, geraniol
Niaouli	10	Terpenos: alcoholes terpenos
Nuez moscada	9	Terpenos, alcoholes: linalol, misristeceno borneol
Orégano	10	Fenol: carvacrol
Pachulí	15	Sesquiterpenoides: pachulí
Palmarosa	10	Alcoholes terpenos: geraniol

Tabla 6. Los aceites esenciales y sus principales componentes químicos (continuación)

Planta	Número de carbonos	Componentes
Palo de rosa	10	Alcoholes terpenos: linalol
Petitgrain B	*10*	*Terpenos, ésteres: acetato linalil*
Pimienta	10	Terpenos: piperino
Pinabete	10	Terpenos
Pino	10	Terpenos
Poleo	10	Cetona: pulegone, mentone
Romero	10	Terpenos, alcoholes terpenos: cineole
Rosa	10	Alcoholes: citronelol, geraniol, linalol
Sage lavandulifolia	10	Cineole, alcanfor, ésteres
Salvia silvestre		Ésteres: acetato linalil
Sándalo misori	15	Sesquiterpenoides: santalol
Siempreviva		Ésteres: ésteres neriles
Trementina	10	Terpenos: p-mentadines
Tomillo citriodora		Aldehído: citral
Tomillo limón		Alcohol: linalol
Tomillo rojo		Fenol: timol
Toronja	10	Terpenes: limonene
Toronjil	10	Aldehídos: citronelal
Vetiver	15	Sesquiterpenoides: vetverón, vitiverol
Ylang ylang		Alcoholes: geraniol, linalol, ylangol
Zanahoria, semilla de	15	Alcohol sesquiterpeno: caratol

CINCO

Cómo emplear los aceites esenciales

Los aceites esenciales son extractos de plantas altamente concentrados y medicinas muy potentes de las que no debe de abusarse. Cada gota equivale, por lo menos, a una onza de material sólido de la planta. Por lo tanto, siempre es importante usar dosis exactas y recordar que en la mayoría de los casos los aceites esenciales son más potentes en dosis infinitesimales.

Los aceites esenciales pueden ser administrados a) internamente (por ingestión), b) externamente a través de la piel (masaje, baño, fricción, aplicación), c) para el cuidado de la piel y como cosméticos (faciales, compresas, mascarillas, lociones, cremas), d) para el cuidado del cabello, y e) a través del sistema respiratorio (inhalación, nebulización). También pueden ser inyectados, pero hacer esto debe estar reservado estrictamente a los médicos.

Sea que se administren interna o externamente, los aceites esenciales penetran profundamente a través de la piel y las membranas hasta los tejidos y el sistema circulatorio. Por lo tanto, la aplicación externa es muy eficiente para tratar algunos órganos específicos. Como regla se recomienda la ingestión para enfermedades infecciosas y para actuar en el sistema digestivo (garganta, estómago, hígado, etc), aunque un masaje en la zona correspondiente es muy útil en tales casos.

El nebulizador proporciona, probablemente, la forma más conveniente de administrar aceites esenciales. Se recomienda para todas las enfermedades relacionadas con los pulmones, el corazón, el cerebro y la sangre.

USO INTERNO

Los aceites esenciales pueden ingerirse sin diluir en un terrón de azúcar o mezclados con miel. En tal caso, es muy importante tener mucho cuidado en usar la dosis exacta. Cualquier aceite puede ser peligroso en dosis altas; los más tóxicos son, en orden de más a menos: ruda, tuya, artemisa, salvia, hisopo, anís e hinojo.

Como regla general, siempre que se ingieren aceites esenciales, la dosis máxima no debe pasar de 5 gotas, tres veces al día.

Para un uso interno más flexible y conveniente de los aceites esenciales, éstos pueden ser diluidos en alcohol etílico (o aceite de almendra dulce, para niños y personas que no toleran el acohol). Mezcle 7 grs. de aceites esenciales (uno solo o mezclado) en 112 grs. de alcohol etílico de 90% (no use alcohol para fricciones). La dosis promedio es de 25 gotas, tres veces al día, en un vaso de agua caliente o té de hierbas, entre comidas. Dosis máxima: 150 gotas al día.

Miel aromática

7 grs. de su mezcla de aceites esenciales en 454 grs. de miel.
Revuélvase bien.
Dosis: 1/2 cucharadita tres veces al día.
Se puede hacer una preparación más concentrada para ser tomada
    en cápsulas.

Contraindicaciones: acedías, úlceras.

USO EXTERNO

Mientras los aceites esenciales son ingeridos solamente con propósitos terapéuticos, pueden usarse externamente por sus aspectos agradables y porque producen bienestar. Al igual que las especias en la comida, añaden un toque de gusto, de autenticidad y elegancia a la existencia. En condiciones agudas, el placer que proporcionan es, cuando menos, tan importante como sus efectos estrictamente terapéuticos.

Masaje

Los aceites esenciales son particularmente benéficos en el masaje, proporcionan una forma lenta, difusa, gentil y agradable de tomarlos. Son absorbidos totalmente por la piel en un lapso de 60 a 120 minutos, y penetran profundamente en los tejidos. En cierta forma, actúan como implantes naturales. Por su acción prolongada amplifican los efectos del propio masaje. La curación empleando las manos y el masaje es probablemente la forma de curar más antigua. Los antiguos empleaban aceites para el masaje, usualmente aceites perfumados.

El masaje es mucho más que una mera manipulación de los tejidos. Es una forma de comunicación sencilla y directa entre el masajista y el paciente en la que las manos son receptores extremadamente sensitivos. Durante el curso del masaje, las manos descubren la geografía interna del cuerpo, y resuelven tensiones, lesiones, dolores escondidos, puntos sensibles, áreas congestionadas y partes inflamadas, y revelan muchas cosas sobre el paciente. Por tal motivo, el masajista, para proporcionar todo el beneficio del masaje, debe tener un estado mental abierto, comprensivo y compasivo.

En el masaje las manos son canales de energía curativa; cura al nivel físico, emocional, y psíquico. Por lo tanto, el masaje de aromaterapia es una combinación terapéutica excelente, ya que los aceites esenciales y el masaje tienen efectos reforzadores mutuos. El masaje, por sí mismo, ayuda a la penetración de los aceites en los tejidos y los dirige hacia donde hacen más falta. Actúan localmente o por vía de los canales de energía (nervios, meridianos).

Cómo preparar un aceite de masaje

Emplee siempre aceites exprimidos en frío como base de su masaje. El aceite de almendra dulce es el más comunmente usado. Aunque son una novedad en los mercados de Estados Unidos, los aceites de las semillas de uva y de canola son cada vez más populares entre los masajistas terapéuticos y los cosmetólogos.

Para piel seca use aceites de almendra, castor, mantequilla de cocoa, olivo, palma o cacahuate.

Para piel normal use aceites de maíz, semilla de algodón, ajonjolí, girasol, semilla de uva, o canola.

Para piel grasosa use linaza, soya, o la mayoría de los aceites de nuez.

Una pequeña cantidad de aceite de trigo germinado proporcionará algunas vitaminas a la piel a la vez que actuará como antioxidante natural. Revuelva 7 grs. de una mezcla de aceites esenciales en 340 a 400 grs. de aceite vegetal (por ejemplo, 112 grs. de almendra dulce, 112 grs. de cártamo, 112 grs. de aguacate, 56 grs. de trigo germinado, 56 grs. de ajonjolí).

Aceite para masaje calmante:

Mejorana, naranja, lavanda, abeto camomila, aceite vegetal.
Se puede añadir neroli o ylang ylang.
Inducirá a un relajamiento profundo de los tejidos, músculos y coyunturas, y restablecerá un buen balance de energía.

Aceite para masaje afrodisíaco:

Cedro, geranio, ylang ylang, vetiver, salvia silvestre, pimienta, cisto, sándalo, aceite vegetal. Un delicioso preludio o interludio.

Analgésico:

Abedul, romero, lavanda, tomillo, pino, camomila, aceite vegetal.
También: hierbabuena, alcanfor, junípero, jengibre, nuez moscada.
Crisis reumática neurálgica, dolores y afecciones musculares.

Aceites para masajes tonificantes:

Limón, hierbabuena, poleo, salvia, tomillo, orégano, aceite vegetal
También puede usarse jengibre, nuez moscada, pimienta, o ylang ylang.
Tónico general para las glándulas endocrinas y el sistema nervioso.
Asimismo sirve para tonificar los tejidos (masaje energético).

Circulación:

Ciprés, geranio, limón, tomillo, aceite vegetal.
Fortalece el sistema circulatorio (sistema linfático, vasos y venas) y licúa la sangre. Sirve para varicosis, hemorroides, obesidad.
En caso de una crisis de herpes, dése masaje en el área inflamada.

Estos aceites (especialmente el aceite para la circulación) pueden usarse después del baño para que la piel esté húmeda y suave. Pueden usarse diferentes aceites para las distintas partes del cuerpo, especialmente si se desea determinada acción en otros órganos. Para preparaciones más específicas, vea una guía terapéutica.

Baños aromáticos

Desde Egipto hasta la India los antiguos tenían abluciones rituales muy elaboradas, que eran combinaciones de baños fríos y calientes, ungüentos y masajes aromáticos. Los aceites esenciales y los baños tienen efectos sinergéticos. Aumentan el placer del baño y, para citar a Robert Tisserand, "si le placen a la nariz, también le placen al espíritu. Entonces hay una acción fisiológica de la esencia sobre el sistema nervioso y el resto del cuerpo". Los aceites se pueden usar puros, diluidos en jabón líquido o en alcohol, o mezclados con aceite vegetal (que es como se recomiendan para la piel seca: use almendra dulce, trigo germinado o aguacate).

Para evitar una evaporación temprana de los aceites, viértalos en su baño cuando ya se vaya a meter usted, usando de 5 a 10 gotas de esencia en una bañera normal. Recomiendo firmemente el uso de un atomizador para las preparaciones de su baño, para evitar posibles irritaciones de la piel. Aroma Vera Inc. (ver guía de recursos) ofrece una línea de excipientes bases (aceites vegetales y gel espumoso para baño) para este propósito.

Una película delgada de aceite envolverá su cuerpo deliciosamente al meterse a su bañera, y penetrará su piel difundiéndose en sus tejidos. Relájese y disfrútelo.

Baño calmante (tardes): Lavanda, mejorana, camomila.

Baño estimulante (mañanas): Salvia, romero, pino.

Baño afrodisíaco: Ylang ylang, sándalo, jengibre, hierbabuena, ajedrea.

Baño para los pulmones: Eucalipto, lavanda, pino, cayeput, copaiba, hisopo.

Baño para dolores reumáticos y musculares: Abedul, junípero, romero, tomillo, vetiver, sasafrás.

Baño para los nervios: Artemisa, petitgrain, mejorana, neroli.

Véase la guía terapéutica para indicaciones más específicas.

CUIDADO DE LA PIEL, USOS COSMÉTICOS

Al ser aplicados a la piel, los aceites esenciales regulan la actividad de los vasos capilares y restauran la vitalidad de los tejidos. Según Margarita Maury (*The Secret of Life and Youth* [El secreto de la vida y de la juventud]), son agentes rejuvenecedores naturales. Facilitan la eliminación de substancias o materias de desperdicio y de células muertas, y promueven la regeneración de células nuevas y saludables (poder citofiláctico). Las esencias más agradables (especialmente aceites florales) son las más útiles para el cuidado de la piel. Pueden emplearse para baños de vapor faciales, compresas, mascarillas y para cuando se envuelve todo el cuerpo con material especial para un tratamiento. Pueden añadirse a cualquier clase de loción, crema cutánea, gel, agua de colonia o perfume.

Inicie sus sesiones de cuidado de la piel con un masaje de la cara y del cuello para activar la circulación capilar y abrir los poros.

Después limpie la piel con una loción limpiadora, baño de vapor facial, compresas o mascarilla. (Las personas con acné rosáceo o cutis manchado no deben usar baños de vapor o mascarillas, ya que ésto acelera la circulación y puede causar la ruptura de más vasos sanguíneos).

Finalmente, cierre sus poros (usando compresas con ciprés, junípero o bergamota) y proteja su piel con una crema humectante o con aceite (por ejemplo, gel Aloe Vera con unas gotas de aceites esenciales.)

Como regla general, jamás aplique a la piel aceites esenciales sin diluir.

Aceites esenciales para el cuidado de la piel

Cuidado general de la piel: Manzanilla, zanahoria, geranio, lavanda, limón, ylang ylang.

Piel normal: Salvia silvestre, geranio, lavanda, ylang ylang.

Piel seca: Hierbabuena, salvia silvestre, romero, sándalo, rosa, palmarosa, zanahoria.

Piel grasosa: Lavanda, limón, geranio, albahaca, alcanfor, incienso, cedro, ylang ylang.

Piel absorbente (piel con tendencia a retener agua): Lavanda, romero, enebro, limón.

Piel inflamada: Manzanilla, salvia silvestre, geranio, lavanda, limón, mirra, pachulí, zanahoria, aguas florales.

Piel sensible: Manzanilla, neroli, agua floral.

Acné: Cayeput, bergamota, eucalipto, enebro, lavanda, palmarosa, niaouli.

Eczema: Cedro, manzanilla, lavanda, salvia, pachulí, rosa.

Rejuvenecimiento: Manzanilla, benzoína, incienso, cedro, geranio, lavanda, mirra, romero, zanahoria.

Seborrea: Bergamota, lavanda, ciprés, pachulí.

Arrugas: Hinojo, limón, palmarosa, mirra, incienso, pachulí, salvia silvestre, zanahoria.

Fotosíntesis solar (Aumenta el bronceado): Bergamota.

Nota: Las aguas florales son particularmente adecuadas para el cuidado de la piel. Como son más benignas y fáciles de usar que los aceites esenciales, se recomiendan para pieles sensibles o inflamadas.

Los aceites esenciales y el agua floral tienen, más o menos, las mismas indicaciones. El agua floral puede usarse para compresas y debería emplearse en vez de agua en cualquier preparación para el cuidado de la piel.

Finalmente, el agua floral administrada por medio de un atomizador (rosa, salvia, romero, lavanda, ciprés etc.) provee de un excelente y refrescante tónico y astringente facial.

Baño de vapor facial

Ponga de 5 a 15 gotas de aceite en un tazón de agua caliente; cúbrase la cabeza con una toalla grande y deje que el vapor le abra los poros.

Añada unas cuantas gotas cada 5 minutos (la duración total debe ser de 10 a 15 minutos)

Compresas faciales

Ponga 5 gotas de la mezcla adecuada de aceites en un tazón de agua caliente. Empape un algodón o tela y apliqueselo en la cara durante 5 minutos; vuélvalo a empapar y reaplíquelo hasta tres veces.

Mascarillas

Las mascarillas faciales son limpiadoras, nutrientes y revitalizadoras, promueven la eliminación del material de desperdicio de la piel y estimulan localmente la circulación sanguínea. También pueden ser sedantes y humectantes, dependiendo de los ingredientes.

Los componentes básicos son arcilla, avena, frutas o vegetales, aceite vegetal, agua floral y aceites esenciales. Ponga unas cuantas cucharadas de arcilla y avena mojada en un tazón; agregue la fruta (o vegetal) pulpa y jugo, y agregue lentamente una cucharadita de aceite vegetal (por ejemplo de trigo germinado) y 5 gotas de aceites esenciales. Revuelva bien y añada agua floral, té de hierbas o agua simple, hasta que la mezcla tenga una consistencia adecuada.

Aplíquesela en la cara con las yemas de los dedos y deje que seque durante 15 minutos; entonces límpiese suavemente con una esponja mojada. Aplique agua floral para cerrar los poros. La piel normal necesita una mascarilla cada 1 ó 2 semanas.

Además de avena, arcilla, aceites esenciales y agua floral, para condiciones especiales se puede usar:

Acné: col, uva, levadura.

Piel grasa: col, pepino, limón uva, pera, fresa.

Piel seca: melón, zanahoria, aguacate, aceite de trigo germinado.

Piel sensible: miel, manzana, uva, melón.

Piel madura: manzana, aguacate, aceite de trigo germinado.

Piel normal: aguacate, limón, durazno, aceite de trigo germinado.

Envolvimiento corporal aromática

Coloque una manta en una superficie horizontal cómoda (cama, alfombra o mesa de masaje). Cubra la manta con plástico y póngale encima una toalla grande.

Revuelva de 10 a 15 gotas de la mezcla adecuada de aceites esenciales con 224 grs. a 340 grs. de agua caliente en un atomizador. Algunos proveedores de los aromaterapeutas, tales como Aroma Vera Inc., ofrecen una línea de "aromasoles" (mezcla de aceites esenciales en un emulsificador) que permiten una dispersión más fácil y rápida de los aceites en el agua. Agítese bien. Esparza la mezcla sobre la toalla agitando constantemente la botella. Acuéstese sobre la toalla y envuélvase todo el cuerpo con ella; luego enrolle también el plástico y la manta a su alrededor.

Respire, relájese, disfrute..., mejor aún en una espacio o habitación con una luz tenue y música suave y tranquilizante.

Lociones, pociones, aceites corporales, ungüentos: De Cleopatra a María Magdalena

Numerosas narraciones, desde la más remota antigüedad al Renacimiento, desde la Sagrada Biblia a los cuentos orientales más lascivos, parecen exudar las intrigantes fragancias de las pociones o los ungüentos perfumados. María Magdalena friccionó los pies del Señor con ungüentos preciosos. Según las lenguas viperinas, Cleopatra debía su poder seductor a sus pociones secretas, más que a su belleza. Y así, las historias continúan.

Lociones, pociones, cremas y ungüentos, tienen los siguientes ingredientes:

Un solidificador (lanolín o cera de abeja)

Un aceite (almendra dulce, aguacate, oliva, cocoa...véase "aceite para masajes" para determinar qué aceite vegetal usar para su tipo de piel).

Destilados o agua floral (o agua destilada).

Una mezcla de aceites esenciales (véase cuidado de la piel).

El producto que resulte dependerá de la proporción de los ingredientes (para una crema: 28 grs. de cera de abeja, 112 grs. de aceite vegetal, 56 grs. de agua y 7 grs. de aceites esenciales).

Derrita el solidificador en una cacerola doble, luego añada muy despacio el aceite y el agua, virtiéndolos en forma continua. Deje que la mezcla se enfríe un poco, hasta que empiece a espesar; entonces añada los aceites esenciales virtiéndolos continuamente. Guárdese en frascos oscuros herméticamente cerrados.

CUIDADO DEL CABELLO

Mezcle 7 grs. de aceite esencial con 454 grs. de un buen champú o acondicionador.

Fricción del cuero cabelludo: Aguas florales o: 7 grs. de aceites esenciales con 112 grs. de alcohol de grano o aceite de almendra dulce.

Cabello seco: enebro, cedro.

Pérdida de cabello: Cedro, junípero, lavanda, romero, salvia.

Cabello normal: Camomila, lavanda, ylang ylang.

Cabello graso: Té de limón, romero.

Enfermedades del cuero cabelludo: Cedro, romero, salvia, enebro.

Caspa: Romero, cedro, enebro.

DIFUSIÓN AROMÁTICA, INHALACIÓN

La práctica de realizar fumigaciones aromáticas es probablemente tan vieja como la humanidad. Sacerdotes, brujos, hechiceros y curanderos de todas las tradiciones las han usado extensamente en sus ceremonias y diversos rituales. Los antiguos egipcios quemaban perfumes en las calles y dentro de los templos. Hace más de 2000 años que Hipócrates, el padre de la medicina occidental, luchó exitosamente contra la epidemia de plagas en Atenas, usando fumigaciones aromáticas a través de la ciudad. En la Edad Media, en tiempos de epidemia, la gente quemaba pino u otras maderas fragantes en las calles para ahuyentar a los demonios. Se decía que los que elaboraban perfumes eran resistentes a las enfermedades.

Hoy en día la tecnología ha desarrollado un proceso nuevo que no tiene los inconvenientes del humo. Viniendo de Europa, donde es bastante popular el movimiento de terapia naturista, el difusor aromático dispersa en el aire los aceites esenciales sin alterarlos o calentarlos. Proyecta gotas de aceites esenciales en un nebulizador Pyrex usando aire como impulsador. El nebulizador actúa como una cámara de expansión donde las gotas de aceite se descomponen en una fina neblina. Puesto que el aire es el impulsor del gas, no existe polución química, no hay alteración de los aceites y no se presenta descomposición por el calor. Las micropartículas ionizadas, que quedan suspendidas durante varias horas, revitalizan el aire con su acción antiséptica y deodorante. La oxidación de los aceites esenciales provoca la formación de dosis bajas de ozono natural, el cual se descompone en oxígeno iónico naciente. Este proceso, que naturalmente ocurre en los bosques, tiene un efecto vigorizador y purificante.

Las investigaciones clínicas sobre el uso del nebulizador efectuadas durante los últimos 10 años muestran que una difusión más fina da mejores resultados. Además de la acción antiséptica, ya ampliamente documentada, existe ua acción muy fuerte sobre los pulmones y el sistema respiratorio en general, proporcionando alivio para el asma, bronquistis, catarro, sinusitis, garganta, etc. Su acción en el sistema circulatorio, el corazón, y el sistema nervioso es también muy pronunciada.

En realidad, el difusor aromático puede ser usado para casi todas las prescripciones de aromaterapia. Es la forma más delicada, fácil y grata de tomar aceites esenciales.

Muchos centros naturopáticos y de yoga franceses usan este aparato. Puede ser instalado en cualquier lugar, privado o público, donde se requiera tratar el aire: saunas, baños de tina calientes, hospitales, consultorios, salas de espera, centros gimnásticos, escuelas, y por supuesto, en casa, en la estancia, la recámara, la cocina o el baño.

Existe una conexión obvia entre los centros físicos y los pulmones. La mayoría de las prácticas espirituales destacan la importancia de la respiración. El difusor aromático es pues, la mejor forma de experimentar los sutiles efectos de los aceites esenciales y sus efectos en el espíritu y en el alma. Al contribuir a crear una atmósfera agradable, mejora la calidad de vida, dándole un sabor de elegancia natural. Es por ello un precioso instrumento para el practicante holístico.

Algunos aceites para usar en el difusor

El sentido del olfato es muy subjetivo. Nos gustan en particular algunas fragancias y nos desagradan otras, dependiendo esto de tantos factores que es imposible saber cuáles serán nuestros favoritos. Además, nuestra apreciación depende de nuestro estado de ánimo, la hora del día, la estación del año y demás. Voy a dar una descripción general de los usos de la fragancia para aceites individuales.

Calmante (tardes): Lavanda, mejorana, manzanilla.

Estimulante (mañanas): Salvia, romero, pino, menta.

Afrodisíaco: Ylang ylang, sándalo, jengibre, hierbabuena, pimienta, ajedrea.

Pulmones: Eucalipto, lavanda, pino, cayeput, copaiba, hisopo.

Nervios: Artemisa, petitgrain, mejorana, neroli.

Hipertensión: Ylang ylang, lavanda, limón, mejorana.

Hipotensión: Hisopo, salvia, tomillo, romero.

Antidepresivo: Incienso, mirra, cedro.

Purificador: Híbrido de lavanda, té de limón, limón, pino, manzanilla, geranio, orégano.

Revivificador: Pino, abeto, pinabete negro.

Para fortalecer el cerebro y la memoria: Albahaca, enebro, romero.

Insomnio: Neroli, mejorana, manzanilla.

Véase Indice terapéutico para más indicaciones.

CONCLUSIÓN

Cuando da usted su primer paso por el mundo de las esencias puede sentirse un tanto sorprendido o incluso un poco desconcertado. Su sistema olfativo tendrá que ser reeducado, o más bien, desintoxicado. Después de años de negligencia y abuso con perfumes inferiores, su nariz quizás no pueda apreciar completamente la riqueza de las fragancias naturales. Asimismo, cuando cambia usted sus hábitos alimenticios de comida chatarra a una dieta más sana, no puede apreciar realmente el intenso sabor de la lechuga, el rábano o un tazón de arroz. Pero cuando se empieza a desintoxicar, el sabor mejora, se refina, y pronto ya no quiere usted volver a la comida chatarra.

Entonces las fragancias le revelan su poder todos los días; usted juega con ellas, baila con ellas, crea con ellas. Ellas lo conectan a la quintaesencia del reino de las plantas y "le darán alegría, contento y afabilidad, y será bien amado por todos los hombres".

SEIS

Los aceites esenciales

Las plantas se clasifican en familias botánicas de acuerdo con la estructura de sus flores. Esta clasificación va más allá de la flor en sí, y cada planta de la misma familia aparece como una variación del modelo básico del tipo: la misma hoja y estructura de semilla, un ritmo similar (en el espacio y en el tiempo) y una composición química similar.

Con Goethe, los antroposofistas creen en una planta arquetipo que exhibe las potencialidades estructurales del reino vegetal y se manifiesta a través de distintos grados de diferenciación en familias, especies y quimotipos. En este sistema, cada tipo expresado por las familias botánicas representa un cierto grado de evolución del modelo arquetípico, un cierto nivel de actualización de sus potencialidades, del primitivo equicetáceo (cola de caballo) a la rosácea más evolucionada (rosa, manzana, etc.). La diferenciación del tipo genera las especies (o género), que posteriormente se diferencia en subespecies y quimotipos.

En la visión antroposófica, inspirada en los trabajos de Paracelso y el estudio de la homeopatía, el aspecto físico de las plantas y la naturaleza de sus interacciones con el entorno son correlativas con sus propiedades medicinales. A cada familia botánica se le atribuye un tipo de actividad terapéutica, remitiéndose las variaciones a cada planta de la familia. Este enfoque es bastante rico y preciso. Es justamente consistente con los sistemas más clásicos de la terapia herbal y la aromaterapia: hay algunas similitudes obvias entre los usos recomendados de plantas de la misma familia.

Cuando estuve en el sur de Francia experimenté la exactitud de tal visión antroposófica. En una poderosa experiencia de íntima comunicación con las plantas, sentí que las plantas se me presentaban y podía decir las propiedades medicinales o incluso los nombres de plantas que nunca había visto antes. En términos más generales, encontré que la observación cuidadosa de una planta y de su entorno me decían mucho sobre su actividad.

En cualquier caso, la clasificación de los aceites esenciales por familias botánicas dice más de su actividad terapéutica que una simple clasificación alfabética, y ese será mi enfoque en este capítulo. Espero que esto le dará a mis lectores una mejor comprensión de la aromaterapia.

SINTÉTICOS VERSUS NATURALES: ¿HUELE BIEN?

Mucha gente cree que las moléculas producidas a través del proceso de la vida son más activas en un contexto vivo (tal como la medicina) que sus contrapartes sintéticas, aunque realmente no pueden ser diferenciadas químicamente de sus primas naturales. Existen, incluso, pruebas crecientes de que esta creencia está bien fundada. Siguiendo la misma línea de pensamiento, frecuentemente sucede que un extracto natural resulta ser más eficiente que su principal ingrediente activo.

¿Podría ser que las moléculas tengan alguna clase de memoria? ¿Que almacenen la información perteneciente a su historia? ¿Que la vida comparta un acervo común de recuerdos? ¿Que las moléculas naturales sean más precisas en el trato de organismos vivos porque han almacenado memoria viviente?

Si esto es cierto, una molécula natural podría "saber" cómo tratar con otras moléculas vivas. Cada molécula perteneciente a un extracto dado, tendría recuerdos de sus compañeras y podría predecirse que sería más eficiente sin estar separada de ellas.

El concepto de campo morfogénico

Cuando se inventaron las bicicletas le tomó a la gente meses aprender a caminar en ellas. ¿Cuánto tiempo le tomó a sus hijos aprender a andar en bicicleta? ¿Unas cuantas horas? ¿Dos días?

Cuando fueron inventados los primeros automóviles la mayoría de la gente tenía mucho temor de pensar siquiera en manejarlos. Hoy en día el muchacho promedio aprende a manejarlos en un tiempo mínimo. Cuando Einstein lanzó la teoría de la relatividad transcurrieron años antes de que un puñado de personas pudieran entenderla. Actualmente la relatividad se enseña en la universidad.

¿Cuánto tiempo tardó usted en aprender a usar una computadora? ¿Cuánto tardó su hijo?

Cuando le echa un vistazo a los libros escolares actualizados, ¿qué tan seguido siente que no tiene ni idea de qué es lo que dicen?

Según Rupert Sheldrake, todos estos fenómenos pueden ser explicados por el concepto de campos morfogénicos.

Para hacerlo más comprensible diré que un campo morfogénico puede entenderse como un paisaje con montañas, valles, llanuras, lechos de ríos y demás. Cada valle, cada lecho de río corresponde a torrentes de información, todos interconectados. Una fuente de información totalmente nueva puede verse como un pequeño surco trazado en alguna parte del paisaje. Cuanto más se usa esta nueva información, más profundo se torna el surco, y será más probable que atraiga más información hasta parecer un valle o un río. Aprender una nueva técnica, por ejemplo, profundiza el surco correspondiente. Cuanto más aprende esta técnica la gente, más hondo se hace el surco, y a otras gentes les resulta más fácil aprender la técnica.

Claro que un surco nuevo se genera solamente cuando el paisaje está listo para él. Esto explicaría el hecho de que con mucha frecuencia, cada vez que el terreno está listo para un nuevo descubrimiento, varias personas hacen el descubrimiento al mismo tiempo*.

A la inversa, cuando un área del campo morfogénico no fluye, se estanca y los sedimentos se acumulan. Así, los valles se llenan, los lechos de los ríos desaparecen, y la información se entierra por falta de uso.

El concepto del campo morfogénico es una herramienta magnífica para describir todos los procesos de evolución, o sea, evolución del universo, evolución de las especies, evolución cultural o evolución personal. Nos ayuda a entender cómo se crean los patrones.

---

* Cosa interesante, a finales de los años 70, mi investigación en lógica y teoría de la información se acercó mucho a las ideas que Rupert Sheldrake estaba desarrollando (yo hablaba de campos de formas; él habla de campos morfogénicos). Yo presenté un ensayo en la Universidad de California en Berkeley en 1980 para explicar mis teorías. En ese tiempo yo no sabía de Sheldrake, ni él sabía de mi trabajo.

A nivel personal, uno puede ver, por ejemplo, cómo el pensar positivo puede afectar nuestra vida, atrayendo experiencias positivas. Por eso es que yo soy un optimista incurable, y pienso que los pesimistas siempre están equivocados, especialmente cuando no lo están.

Las familias botánicas pueden ser vistas como valles profundos en el campo vegetal morfogénico, dividido por ríos de especies y arroyos de subespecies o quimotipos. Cada uno de estos valles, ríos y arroyos ha sido generado a través de los tiempos en cercana interacción con el entorno local y mundial, o sea, con otras familias y especies, y el ecosistema que las apoya, incluyendo microorganismos, animales y seres humanos.

Podemos ver cómo el concepto de campo morfológico está en total acuerdo con la hipótesis Gaia. Nuestro planeta es un organismo vivo. La humanidad ha tomado conciencia de este organismo, indudablemente con un propósito. Este propósito no puede ser la destrucción del planeta. Como células conscientes de este organismo, tenemos la responsabilidad de cuidar nuestro planeta. De no ser así, nos estaríamos comportando como un virus en un cuerpo enfermo, y el organismo trataría de deshacerse de nosotros. Sería una situación en que perderíamos todos.

Nuestro planeta, el cuerpo en que vivimos, está pasando a través de una crisis tóxica aguda. Ustedes que conocen la curación natural comprenderán que tal cosa significa que nuestro planeta probablemente necesitará pasar por un proceso de descarga drástico. Pero existe una emergencia. Ninguna consideración económica ni de otra índole puede prevalecer ante esta necesidad absoluta. Ahora ya hay una conciencia mundial respecto a la crisis. Esto puede ser visto como un mecanismo de defensa natural de nuestro planeta. Debemos aprovechar este movimiento y empezar a actuar ya. Podemos hacerlo individual y colectivamente.

RETORNO A LAS FAMILIAS BOTÁNICAS

Familias botánicas y la hipótesis Gaia

El reino vegetal apareció en nuestro planeta mucho antes que el reino animal. A través de la evolución, desde el primitivo musgo o el helecho, se fue diferenciando gradualmente hasta generar los miles de especies que ahora conocemos. Esta evolución, al principio, era independiente del reino animal (pero quizás le estaba preparando el terreno, por ejemplo, con la producción de oxígeno). Entonces, cuando los primeros animales aparecieron en nuestro planeta (y aparecieron porque el campo morfogenético estaba listo para ellos), los dos reinos evolucionaron en íntima interacción. Por ejemplo, más y más especies vegetales dependieron de los insectos para la polinización. Y claro, los animales dependían totalmente de las plantas para su subsistencia.

No es absurdo pensar que esta interacción llegó muy lejos; las plantas no eran solamente alimento para el reino animal, sino también medicina. Los animales proveían fertilizantes, transportaban las semillas y las enterraban, con sus patas movían el suelo y podaban los arbustos. Si la hipótesis Gaia está bien fundada —y yo creo que sí lo está—, si nuestro planeta se ve como un organismo viviente, esto no es de sorprender.

Ciertas plantas se especializaron en su interacción con el reino animal. Posteriormente, la intervención humana acentuó este proceso; las plantas que ahora son de cultivo doméstico han sido "creadas" a través de un largo proceso de selección. Las variedades de maíz, trigo, manzanas o papas que compramos en los supermercados no existen como silvestres; fueron producidos a través de una elaboración genética.

El estudio de las familias botánicas, yendo de lo general (el reino vegetal) a lo particular (las especies y subespecies) a través del proceso de diferenciación (las familias botánicas), nos permite comprender y apreciar mejor nuestro planeta viviente. Cada planta ha acumulado, a través de los millones de años de su historia, la memoria viviente del reino vegetal, la memoria de su familia, la memoria de su género, de su especie. Toda esta información está para que la compartamos y la respetemos. Es un milagro en marcha.

El reino de la creatividad de las plantas

Cuando vemos una planta desde la perspectiva de la familia botánica, podemos aprender mucho de la familia misma. También podemos aprender de la planta donde su creatividad está más desarrollada, y del estudio de la aromaterapia, el punto dónde se produce su aceite esencial.

Cada familia parece tener un reino privilegiado de la creatividad. Las labiadas y las mirtáceas producen sus aceites esenciales básicamente en las hojas, en tanto que la rosa los produce en la flor; los cítricos en la flor, la fruta y las hojas; las burseráceas en su exudado, etc.

Evolución, involución

Cada planta va de la esfera física, con su simiente y luego sus raíces, a través de la esfera vital con las hojas, y a la esfera astral con la flor, en un proceso evolutivo natural. Entonces crea su flor o su semilla en una involución de regreso al mundo físico.

Los aceites esenciales producidos en las raíces (angélica, vetiver) tienden a tener una gran energía terrestre, tienen una cualidad alimenticia para ellas. No son muy refinados, pero usualmente son potentes estimulantes de las funciones vitales (especialmente la digestión) del organismo. Son la recomendación típica para la anemia.

El sistema de hojas de las plantas corresponde a su cuerpo vital. Los aceites esenciales producidos en las hojas (eucalipto, azahar, niaoli, etc.) tienen una fuerte afinidad con la energía "prajna", el sistema respiratorio. Tonifican el cuerpo vital. Un desarrollo excesivo del sistema de hojas de la planta es signo de un desequilibrio etéreo que puede producir toxicidad (como en algunas umbelíferas).

La flor es el logro final de la planta. Sólo las plantas más evolucionadas espiritualmente (tales como la rosa) pueden crear intensamente en este nivel. La producción de fragancias es entonces un signo de gran actividad astral. No obstante que los aceites esenciales se encuentran en cantidades extremadamente pequeñas en las flores, sus fragancias son típicamente muy intensas aunque se refinan en la naturaleza. Las plantas con la creatividad floral más intensa, rara vez producen fruta significante o semillas. La creatividad de estas plantas se acaba ahí, y su creación ya no pertenece al plano físico. Tales fragancias tienen la tendencia a ser estimulantes (jazmín) o incluso intoxicantes (narciso).

Los aceites esenciales de las flores usualmente son muy refinados y sutiles, pero muy difíciles de extraer. Con frecuencia están muy retirados de la esfera física para ser extraídos con destilación de vapor. (El neroli y la rosa son la excepción por ser plantas particularmente bien equilibradas; ambas producen frutos comestibles: naranjas y garambuyos.) Muy sensibles a la temperatura, sus moléculas se rompen cuando quedan expuestas al calor. Algunas de ellas pueden ser extraídas con solventes (jazmín, nardo, narciso).

Los aceites producidos en las semillas nos retrotraen de lleno al mundo físico, siendo menos sofisticados, más humildes e íntegros (frutos cítricos, anís, hinojo, cilantro). Son vigorizantes y fortificantes, y muestran una fuerte afinidad con el sistema digestivo (especialmente las semillas que son alimento o especies).

Los árboles y los arbustos también tienen capacidad de crear aceites en su madera (sándalo, cedro). Tales aceites centran y equilibran. Aquí, el proceso creativo está en el corazón de la madera. Estos aceites tienen el poder de abrir nuestra conciencia a esferas más altas sin perder el control. Son particularmente apropiados para rituales, meditación y yoga.

Finalmente, muchos árboles y arbustos (mirra, incienso, coníferas, cisto) producen resinas o gomas olorosas. El aceite esencial tiene gran afinidad con el sistema glandular. Controlan las secreciones y tienen propiedades cosméticas y curativas (cuidado de la piel, heridas, úlceras).

SIETE

Los aceites esenciales en las familias botánicas

ABEDUL (*Betula lenta* y *Betula nigra*; Betuláceas)

Producido tradicionalmente en el Noreste de los Estados Unidos.

Destilación de la corteza; el aceite es de claro a amarillento.

Fragancia: balsámica, dulce, caliente.

Usado en linimentos y ungüentos para dolores musculares y de las articulaciones.

El aceite de Abedul contiene hasta un 98% de salicilato de metilo, por lo tanto, este aceite es adulterado con mucha frecuencia empleando este último producto. Se han distinguido dos variedades de aceite de abedul: aceite de abedul norteño producido en Pensilvania, Vermont y New Hampshire (parece ser que en este último ya no se produce) y aceite de abedul sureño, producido en la región sur de los Montes Apalaches.

El aceite de la gaulteria es similar al del abedul en su composición, sin embargo, ya no se produce. Por lo tanto, todo lo que se vende como gaulteria es salicilato de metilo o aceite de abedul.

Órganos: riñones, coyunturas.

Propiedades medicinales:
   Diurético.
   Analgésico.
   Purificador, drenador (linfático) limpiador.

Indicaciones:
   Reumatismo, artritis, dolores musculares y articulares (uno de los
   mejores remedios). Riñón y vías urinarias (cistitis, piedras, descarga de mucosa, hidropesía. Autointoxicación causada por una
   mala eliminación de la urea, colesterol, glucosa. Enfermedades
   de la piel.

BURSERÁCEAS (Fuego seco)

Aceites esenciales de la familia: elemí, incienso, mirra.

Las burseráceas crecen en áreas tropicales desérticas en las que la
intensa actividad cósmica promueve la formación de goma y alcoholes
etéricos. La boswellia (mirra, incienso), en sus tipos más característicos,
crece en la Península Arábiga, el clima más extremoso del planeta. Están
rodeadas por una delgada película de aceites esenciales que filtran los
rayos solares y refrescan el aire a su alrededor, de ahí su fuerte acción
antiinflamatoria. Las burseráceas actúan contra el fuego interior del
cuerpo (bronquitis, tos, pleuresía, tisis, desgaste).
   La goma exuda de incisiones o fisuras naturales en la corteza o en
la madera. Es cicatrizante, vulneraria y tiene poderosas propiedades
curativas. Es especialmente útil en enfermedades relacionadas con la
secreción (inflamación del seno o del útero).
   La putrefacción no puede darse en el desierto puesto que el aire es
demasiado caliente y el fuego muy intenso. La burserácea condensa la
energía del desierto, y por consiguiente, tiene fuertes efectos an-
tiputrefactivos sobre los cuerpos. Tiene un efecto saludable en las
úlceras, gangrena y fermentación gástrica e intestinal.
   El desierto es también el lugar donde aquel que quiere alejarse de
lo mundano y lo superfluo encuentra un entorno austero pero
poderoso. Ahí, todas las cosas se reducen a las esencias. La
contemplación de las interminables olas petrificadas de las dunas de
arena, inspiran a ir más allá de las siempre cambiantes olas de la propia
mente y a conectarse con el descarnado infinito y la eternidad. La
poderosa y reconfortante fragancia de mirra y de incienso, llevada por

el quemante viento del desierto, mitiga nuestras heridas más profundas y nos inspira a una nueva meditación.

Desde la antigüedad, la mirra y el incienso han sido empleados extensamente como alabanza en los rituales y ceremonias religiosas. Tienen una acción pronunciadamente mitigante, confortante, fortificante y estimulante en el alma y en el espíritu.

Tipo de acción: refrescante, secadora, fortificante.

Area de acción: piel, pulmones, secretales, mente, centros psíquicos.

Indicaciones: Inflamaciones (piel, pulmones, senos, útero).

Elemí (*Canarium luzonicum*)

La goma se produce en las Filipinas, América Central y Brasil.
Destilación de la goma; el aceite va de incoloro a ligeramente amarillo.
Fragancia: agradable, balsámica, parecida al alcanfor y al incienso.
Se usa en perfumería y en algunas preparaciones médicas.
Introducida en Europa en el siglo XV, el elemí fue un ingrediente de numerosos bálsamos, ungüentos y linimentos. Aún se emplea en el bálsamo de Fioravanti y otras preparaciones vulnerarias.

Propiedades medicinales e indicaciones:

Similares a las de la mirra y el incienso.

Incienso (*Boswellia carteri*)

La goma se produce en el noreste de África y el sureste de Arabia (Somalia, Etiopía, Yemen). Últimamente el abastecimiento ha estado muy errático debido a la confusión política en estos países.
Destilación de la goma; el aceite es claro o amarillo.
Fragancia: característica (balsámica parecida al alcanfor, especies, madera y ligeramente al limón).
Usada en cosméticos y perfumería. Se mezcla con casi cualquier fragancia. Es un buen fijador.

Una de las substancias más caras del mundo antiguo, el incienso fue en otros tiempos tan valioso como el oro. Su comercio era una de las actividades económicas más importantes en algunos países árabes, y su control provocó muchas guerras locales. La reina de Saba, importante país productor en aquella época, emprendió un peligroso viaje de Somalia a Israel, y visitó al Rey Salomón para asegurar tan preciado y floreciente comercio. El incienso ha sido quemado en templos desde la antigüedad, especialmente por los egipcios y los hebreos; aún se usa en los ritos de algunas iglesias. La goma de incienso se usó tradicionalmente para fumigar a las personas enfermas y sacarles los malos espíritus causantes de su enfemedad. Los egipcios lo usaron en sus ungüentos rejuvenecedores.

Propiedades medicinales e indicaciones:

Similares a las de la mirra.
Acción especial en inflamación de los senos y desórdenes uterinos.
Embarazo, preparación para el parto.

Mirra (*Commiphora myrrha*)

La goma se produce en las mismas áreas que el incienso, así como en Libia y en Irán.

Destilación de la goma; el aceite va de amarillo a café rojizo y es más o menos fluido.

Fragancia: agradable, balsámica, parecida al alcanfor, huele a humedad, como el incienso.

Empleada en perfumería y cosméticos. Se mezcla bien con muchos otros aceites. Hace un buen fijador.

La historia de la mirra va muy unida a la del incienso. Estas dos sustancias eran unas de las drogas preciosas reservadas para fumigaciones, embalsamamientos, unciones y prácticas litúrgicas. Los papiros egipcios, los Vedas, la Biblia, y el Corán, mencionan los numerosos usos de la mirra en ceremonias, en perfumería y en medicina.

La mirra era ingrediente de muchos ungüentos, elixires, y otros antídotos de propósitos múltiples.

Propiedades medicinales:

Balsámico, expectorante.
Astringente, resolutivo.
Anti-inflamatorio, antiséptico, antiputrefaccioso, vulnerario, cicatrizante.
Afecta a las membranas mucosas.
Estimulante, tónico.
Sedante.

Indicaciones:

Inflamaciones (senos, pulmones, gangrena, heridas infectadas, úlceras).
Afecciones catarrales (cabeza, pulmones, estómago, intestinos).
Hemorragias (uterinas, pulmonares).
Embarazo, parto.

CANELA (*Cinnamomum zeylanicum*; Lauráceas)

Producida en Ceylán (la de mejor calidad), India, China.
Destilación de la corteza; el aceite es café rojizo. Las hojas también se destilan, pero la calidad de su aceite es mucho menor.
Fragancia: marcadamente especiada, quemante.
Ampliamente usada en la industria alimenticia, farmacéutica y perfumera.

Sin duda, una de las especies más antiguas que se conoce, la canela fue objeto de importante comercio entre la India, China y Egipto hace más de 4000 años. En 2700 a.C., el emperador chino Shen Nung la llamó "kwei" en su farmacopea. La canela es mencionada con frecuencia en la Biblia; Jehová le ordenó a Moisés que la usara en la fabricación del ungüento sagrado. Era una de la drogas más importantes de la farmacopea griega y romana, y fue muy reconocida por sus propiedades estomacales, diuréticas, tónicas y antisépticas.

Propiedades medicinales:

Estimulante (circulatorio, cardiaco y funciones pulmonares).
Antiséptico, antiputrescente.

Antiespasmódico
Afrodisíaco
Parasiticida.
Irritante y convulsivo en dosis altas.

Indicaciones:

Gripe, astenia.
Espasmos, infección intestinal.
Impotencia.
Trabajo de parto (aumenta las contracciones).

CISTO (*Cistus ladaniferus*; Cistáceas)

Producido en España y Chipre
Destilación de las ramas: el aceite es café rojizo.
Fragancia: almizcle, balsámico
Usado en perfumes caros: es un buen fijador y da una nota natural de almizcle a las mezclas .

El cisto, o rosa de piedra, es un pequeño arbusto que crece en áreas de piedras secas de los países mediterráneos, especialmente en Creta y Chipre. Sus hojas exudan naturalmente una goma llamada láudano. Esta goma ha sido altamente apreciada desde la antigüedad en perfumería, cosméticos y medicina, y fue uno de los ingredientes del "ungüento sagrado" bíblico.

La goma se pega a la lana de los borregos que pastan en los cerros cuando caminan entre los arbustos. Los pastores de Creta y Chipre solían peinar la lana de sus borregos para recolectar la preciada goma. También se recolectaba láudano azotando los arbustos con un látigo especial, dando este método mucha mejor calidad. Desafortunadamente, ambos métodos han sido abandonados, y el laúdano ya no se produce.

Propiedades medicinales:

Tónico, astringente.
Sedante nervioso, antiespasmódico.
Vulnerario.

Indicaciones:

Diarrea, disentería, problemas intestinales.
Nerviosismo, insomnio.
Úlceras.

COMPUESTAS (Realización, organización, estructura)

<u>Aceites esenciales de la familia</u>: artemisa, estragón, manzanilla, siempreviva.

Otros aceites de interés: árnica, caléndula, epazote, milhojas, ajenjo. Las compuestas se caracterizan por sus flores, una colección de flores pequeñas formando una sola entidad superior única. Esta estructura básica sencilla puede generar una diversidad tal que, con cerca de 800 géneros y 13,000 especies, las compuestas constituyen la familia botánica más numerosa.

A diferencia de las orquídeas, otra gran familia con sorprendentes variedades florales que son escasas y aisladas, las compuestas crecen por todas partes del mundo en grandes colonias. Excepto en el lejano norte y en las selvas tropicales, viven en casi todas los zonas terrestres, de las costas a las cimas de las montañas, de los desiertos a los pantanos, con preferencia por los espacios abiertos ampliamente expuestos a la luz, como las praderas y las estepas.

Muy adaptables, e intensamente ligadas a la luz, las compuestas viven básicamente en la esfera floral. Debido a que logran un equilibro perfecto de fuerzas etéreas y astrales, la actividad terapéutica de las plantas de esta familia muestra una gran diversidad.

Artemisa (*Artemisa vulgaris, artemisa herba alba*)

Se produce en Marruecos y el norte de Africa.
Destilación de toda la planta; el aceite es café amarillento.
Fragancia: fuertemente aromática, ligeramente almizclada.

Recibió su nombre en honor de la diosa Artemisa (o Diana), protectora de las vírgenes y tenía una vieja reputación de ser específicamente buena para los ciclos femeninos. También era una planta mágica, capaz de incrementar el poder físico.

Órganos: genitales femeninos

Propiedades medicinales:

> Emenagogo (abortivo en dosis altas), regulador del ciclo femenino.
> Antiespasmódico.
> Colagogo, tónico, aperitivo.
> Vermífugo.

Indicaciones:

Problemas de la menstruación (amenorrea; dismenorrea; períodos escasos, insuficientes o excesivos).
> Histeria, convulsión, epilepsia, vómito nervioso.
> Ascaridiosis, oxyuriasis.

Estragón (*Artemisia dracunculus*)

Se produce en Francia, Estados Unidos y Bélgica.
El aceite se obtiene por destilación de la planta, y es casi incoloro.
La fragancia es anisada y aromática.

Propiedades medicinales:

> Estimulante del sistema digestivo (tanto el estómago como el intestino).
> Antiespasmódico.
> Carminativo, aperitivo.
> Vermífugo.

Indicaciones:

> Dispepsia, hipo.
> Distonía, digestión débil.
> Aerofagia, fermentación.
> Parásitos intestinales.

Manzanilla (*Anthemis nobilis, Anthemis mixta, Chamomilla matricaria, Ormenis multicolis*)

Producida en Francia, Marruecos, España y Egipto.

Destilación de flores; el aceite de *Anthemis nobilis* (Manzanilla romana) y el de *Anthemis mixta*, son amarillos, en tanto que el aceite de la *Chamomilla matriacaria* es azul claro, y el de la *Ormenis multicolis* (manzanilla azul) es azul obscuro debido a la presencia de azuleno.

Fragancia: refrescante, aromática.

Usada en perfumería, cosméticos y farmacopea.

Dedicada al sol por los egipcios en razón de sus propiedades febrífugas, la camomila es probablemente una de las plantas medicinales cuyo conocimiento viene de más tiempo atrás. Era considerada como la doctora de las demás plantas, y se creía que conservaba a las otras plantas en buena salud.

El interés por la camomila ha vuelto a tomar cuerpo con el descubrimiento del azuleno, un excelente agente anti- inflamatorio, que no está presente en la flor fresca, sino que se forma cuando la planta es destilada.

Muchas especies botánicas diferentes en todo el mundo, se llaman manzanilla, la manzanilla romana (*Anthemis nobilis*) y manzanilla alemana (*Camomila matricaria*) son las más usadas en herbolaria. El aceite llamado "manzanilla mixta" o "manzanilla silvestre" es destilado en el sur de España y Marruecos. La manzanilla azul se destila en Marruecos y en Egipto. Una manzanilla con fragancia a piña, crece a través de los Estados Unidos. Hasta donde yo sé, nunca ha sido destilada. Otras variedades de manzanilla crecen en distintas partes del mundo, pero solamente se usan localmente. La manzanilla romana es un excelente aceite calmante y mitigante, además de buen estimulante para el hígado.

La matricaria (su nombre en alemán quiere decir "hierba madre") está especialmente indicada para desórdenes femeninos.

Véanse también las Tablas de Referencia de los aceites esenciales para conocer las diferencias entre los distintos tipos de manzanilla.

Propiedades medicinales:

Anti-inflamatorio (especialmente matricaria).

Antiespasmódico, sedante suave de los nervios (niños) anticonvulsivo, antidepresivo.

Emenagogo.

Antianémico.

Febrífugo, sudorífico.

Hepático, colagogo.

Antiséptico.

Analgésico.

Estimulante de leucocitos.

Cicatrizante, vulnerario.

Vasoconstrictor local.

Indicaciones:

Migraña, depresión, dolor de cabeza, convulsiones, insomnio, vértigo, irritabilidad, histeria.

Dismenorrea, amenorrea, vaginitis, problemas de la menopausia, comezón vulvar.

Congestión del hígado y del bazo.

Digestión dolorosa, problemas digestivos de los niños, gastralgia, gastritis.

Úlceras (estómago, intestinos).

Cólicos, colitis.

Neuralgia, reumatismo.

Dolores de la dentición, dolor de muelas, gingivitis.

Dolor de oídos.

Heridas, quemaduras, furúnculos, urticaria, dermatitis, enfermedades de la piel, cuidado de la piel.

Conjuntivitis.

Pronunciado efecto en la mente y en el sistema nervioso (ira, hipersensibilidad, berrinches de los niños).

La matricaria está recomendada especialmente para enfermedades femeninas (menstruaciones dolorosas o irregulares, excesiva pérdida de sangre, hemorragias).

Toda la planta es aérea, radiante; cada rayo termina en una flor blanca y dorada con un receptáculo combo que encierra una gota de aire. Esta flor manifiesta una pasión sojuzgada, una flama pacificadora y mitigante. La camomila ama la luz; crece a los lados de los caminos, campos abiertos, y en tierras ligeramente arenosas. Su afinidad por el elemento aire y su particular conexión con una serie de esferas, indica la fuerte acción terapéutica de la camomila en el proceso astral abnormal del organismo humano. Es benéfica contra los espamos, convulsiones, hipersensibilidad, problemas de la menstruación, cólicos y dolores neurálgicos.

Siempreviva (*Helicrysum italicum*)

Se produce en el sur de Francia, Italia y en la ex Yugoslavia.
    Destilación de toda la planta; el aceite es amarillento.
    Fragancia: fuertemente aromática.
    El aceite de la siempreviva es bastante nuevo en la aromaterapia. Mi amigo Guilles Garcin, con quien solía destilar lavanda silvestre en los Alpes al sur de Francia, bien puede haber sido el primero que haya destilado esta planta para la aromaterapia (incidentalmente, usó la destilería de Henri Viaud). Ha demostrado ser buena para las heridas y moretones.

Propiedades medicinales:

Anti-inflamatoria, antiflogística (según Kurt Schnaubelt, es más
    potente aún que la camomila azul).
Regenerador celular.

Indicaciones:

Hemorragias.
Moretones, traumas.
Heridas abiertas.

CONÍFERAS (El elemento aire; luz, calor interior versus frío; verticalidad)

Aceites esenciales de la familia: abeto, cedro, ciprés, enebro, pinabete,
    pino, tuya. Otros aceites de interés: sabina, terebinto.

Un ancho cinturón de coníferas forma un círculo alrededor de las zonas frígidas y templadas de los dos hemisferios, desde el lejano norte o el lejano sur, hasta las cimas de las motañas, dependiendo de la altitud. En las zonas tropicales solamente crecen en grandes alturas.

El tipo es imponente en su simplicidad. Está regido por un principio lineal y vertical. Todo está estructurado alrededor de su vertical tronco central; el tronco está rodeado de ramas con forma de arbolitos pequeños, y las hojas se reducen hasta parecer largas agujas colocadas en espiral alrededor de las ramitas. El proceso floral se reduce al mínimo: el cono de flores, una ramita terminal rodeada por hojas compactas y leñosas sostiene los órganos reproductivos desnudos (estambres o pistilos) en el eje de dichas hojas.

La longevidad de las coníferas, normada por Saturno, nos da los árboles más viejos y más altos del mundo. En algunas especies, los troncos, por sí mismos, son virtualmente inmunes al peligro de pudrirse (cipreses prehistóricos que fueron encontrados en minas carboníferas de Silesia, ¡se aprovecharon para elaborar muebles!)

El bosque de coníferas aparece inmemorial y eterno. Su solemnidad, su noble majestuosidad, su poderosa magnificiencia, nos retrotraen a la naturaleza primitiva. Tal bosque inspira devoción y respeto, y abre el corazón "a los más antiguos, a los más básicos y primitivos sentimientos de creación" (Goethe). Las almas atormentadas encuentran ahí descanso y fuerza.

Las coníferas también producen en abundancia aceites y resinas etéreos que saturan los troncos, ramas y agujas. En ciertas especies la producción de resina es tan intensa, que el árbol la exuda a través de sus conos o de sus troncos. Tal fenómeno denota una relación característica profunda entre este tipo de árbol y las fuerzas de la luz y calor. Debido a que las coníferas viven en climas fríos, tienen que desarrollar un intenso fuego interior para poder enfrentar los largos y rigurosos inviernos hasta que llega la rebosante luz del verano, con sus noches claras y su sol de media noche. Estos procesos de calor se relacionan con la vida y generan substancias (aceites esenciales, resinas, bálsamos) y son el origen del poder curativo de las coníferas, que es cálido y revivificante. Su zona de acción es el área fría de cuerpo: el sistema nervioso.

Tipo de acción: tonificante, revivificante, mitigante, cálida.

Areas de acción: Sistema nervioso, pulmones, sistema glandular.

Indicaciones:

Estrés, deficiencia del sistema nervioso,

Problemas de los pulmones.

Reumatismo, artritis.

Los aceites de las coníferas actúan mejor si son absorbidos por los pulmones (inhalación, difusor de aromático), donde comunican el *prana* del tipo.

Abeto (*Abies balsamea*)

Se produce en el noreste de Estados Unidos y en Canadá.

Destilación de ramas.

Fragancia: fresca, balsámica, muy agradable; una de las esencias coníferas más finas.

El abeto exuda una resina llamada bálsamo de abeto, que los indios de Estados Unidos usaban para fines medicinales y religiosos. Fue introducido en Europa a principios del siglo XVII, y su acción se comparó con la de la turpentina veneciana, muy apreciada en la época.

Propiedades medicinales:

Antiséptico respiratorio, expectorante
Vulnerario.

Indicaciones:

Enfermedades respiratorias.
Infecciones genitourinarias.

Cedro (*Cedrus atlantica*)

Se produce en Marruecos.

El *Cedrus deodorata* se destila en los Himalayas. El cedro de Virginia es destilado en los Estados Unidos y es un junípero (*Juniperus virginiana* y *Juniperus mexicana*); el aceite, sin embargo, es muy parecido al auténtico aceite de cedro.

Destilación del serrín; el aceite es grueso y café dorado, como el color del oro viejo.

Fragancia: profunda, a madera, balsámica, muy agradable, parecida al sándalo.

Se usa como fijador en perfumes, se mezcla bien con muchos aceites y les da un toque de madera a las preparaciones.

Los egipcios empleaban el aceite de cedro para embalsamar y era uno de los ingredientes del *mitrídate*, famoso antídoto de venenos que fue usado durante siglos.

Propiedades medicinales:

Antiséptico, fungicida, antiputrefacciente.
Expectorante.
Estimulante.

Indicaciones: Cistitis, gonorrea, desórdenes de las vías urinarias.

Cuidado del cabello (pérdida, caspa, enfermedades del cuero cabelludo).
Enfermedades de las vías respiratorias.
Enfermedades de la piel (eczema, dermatitis, úlceras).
Ansiedad, tensión nerviosa.

Uno de los árboles más majestuosos, el cedro de Líbano (como su pariente cercano, el cedro atlas, que crece en Marruecos) expresa una gran fuerza espiritual. Los egipcios usaban su madera para construir las puertas de sus templos, donde su fragancia habría de estimular centros físicos de los fieles. Los efectos del aceite de cedro en la mente son similares a los del sándalo.

Ciprés (*Cupressus sempervirens*)

Se produce en Francia, España y Marruecos.
Destilación de la ramas; el aceite va de amarillo a café.
Fragancia: balsámica, madera, algo áspera.
Los antiguos egipcios usaban ciprés en sus preparaciones médicas. Su madera, casi inmune a la posibilidad de pudrirse, se usaba para construir sarcófagos para las momias.

Propiedades medicinales:

Astringente, vasoconstrictor, tónico para las venas.
Antiespasmódico.
Diurético, antirreumático, antisudorífico.
Antiséptico.

Indicaciones:

Hemorroides, venas varicosas.
Enuresis.
Tosferina, asma.
Mal funcionamiento de ovarios (dismenorrea, problemas menopaúsicos. Perspiración.

Enebro (*Juniperus communis*)

Se produce en la ex Yugoeslavia, Italia y Francia.
Destilación de las moras (da la mejor calidad) o las ramitas pequeñas; el aceite es incoloro, amarillento o verde pálido.
Fragancia: terebentina, caliente, balsámica.
El junípero se quemaba como incienso para ahuyentar a los malos espíritus o para servir como desinfectante en tiempo de enfermedades epidémicas. Los tibetanos lo usaron para propósitos religiosos y medicinales.

Propiedades medicinales:

Diurético, antiséptico (vías urinarias), antirreumático (promueve la eliminación del ácido úrico y toxinas).
Estómago.
Antidiabético.
Tónico: sistema nervioso, funciones viscerales, sistema digestivo.
Fortifica la memoria
Rubefaciente.
Vulnerario.

Indicaciones:

Infecciones de las vías urinarias, piedras en los riñones, blenorrea, cistitis, oliguria.
Diabetes.
Reumatismo, arterioesclerosis.
Desgaste general, fatiga nerviosa.
Amenorrea, dismenorrea, menstruación dolorosa.
Dermatitis, eczema.

Las coníferas más pequeñas crecen en áreas áridas e inhospitalarias, donde su presencia viene siendo como una consolación. Durante las ceremonias de Navidad en Alemania representa el árbol de la vida. Esconde sus frutos ásperos y amargos en medio de gruesas espinas y estas frutas son saludables para todo aquel que ha abusado de alimentos terrenos. Es un excelente diurético, digestivo y hepático. Su forma distorsionada y su madera dura, nudosa y torcida, indican una afinidad obvia con coyunturas, artritis y reumatismo. El junípero pude enfrentarse a las enfermedades de la senectud.

Pinabete (*Picea mariana*)

Producido en la misma área que el abeto.
Destilación de ramas; el aceite es incoloro.
Fragancia: similar a la del abeto, pero más profunda.

Propiedades mediciales e indicaciones:

Iguales que las del abeto.

El aceite de pinabete es excelente para equilibrar la energía. Se recomienda para ampliar y elevar cualquier tipo de trabajo psíquico. En atomizador, es excelente para el yoga y la meditación.

Pino (*Pinus sylvestris*)

Se produce en Rusia, Alemania y Francia. El *Pinus maritimus* se destila en Francia. Varias especies íntimamente relacionadas con el *Pinus sylvestris* se destilan en Austria, Italia y en la ex Yugoslavia.
Destilación de ramas pequeñas; el aceite es incoloro.

Propiedades medicinales:

Expectorante, antiséptico pulmonar.
Estimulante de las glándulas adrenocorticales.
Antiséptico hepático y urinario.
Rubefaciente.

Indicaciones:

Enfermedades pulmonares.
Infecciones urinarias.

Tuya (*Thuja occidentalis*)

Se produce en Canadá y en los Estados Unidos (Vermont, New Hampshire).

El aceite se obtiene por destilación de ramas pequeñas y varitas y es de color amarillento. Es altamente tóxico, y por lo tanto no debe de ingerirse sin supervisión de un especialista médico.

Propiedades medicinales:

Diurético, sedativo urinario.
Expectorante.
Antirreumático.
Vermífugo.

Indicaciones:

Hipertrofia prostática, cistitis.
Reumatismo.
Parásitos intestinales.
Verrugas.

GERANIO (*Pelargonium graveolens* & *roseum*; geraniáceas)

Se produce en la Isla de la Reunión, Islas Comores, Egipto y Marruecos. Destilación de la planta: el aceite es amarillo verdoso.

Fragancia: fuerte, dulce, rosácea (casi demasiado fuerte cuando es pura, pero muy agradable cuando se diluye).

Ampliamente usada en perfumería y cosméticos; mezcla muy bien con rosa, cítricos y casi cualquier aceite.

Viejos herbarios mencionan el geranio o hierba Roberto (*Geranium robertianum*), que crece silvestre en las zonas templadas del globo. Esta planta es totalmente diferente del pelargonio, usado para la extracción de aceites esenciales.aunque los dos pertenecen a la misma familia botánica, sus usos son diferentes.

Recientemente se ha descubierto que el geranio tiene el poder de desarrollar una gran variedad de quimotipos, ninguno de los cuales ha sido destilado comercialmente hasta ahora. Las razones de tal variedad aún no son muy claras.

En realidad, puede hacerse que el geranio imite a casi cualquier fragancia. Además, el geranio rosa, el geranio tangerina (mandarina), geranio limón, geranio lima, etc. se encuentran en los viveros. Al parecer, las especies pueden producir casi cualquier quimotipo posible, incluyendo los calientes, ardientes timoles y carvacroles que parecen tan remotos a la dulce fragancia del geranio rosa que la mayoría de la gente conoce. Esto parece denotar una fuerte adaptabilidad, indicativa de propiedades inmunoestimulantes.

<u>Órganos</u>: riñones.

Propiedades medicinales:

Astringente, hemostático, cicatrizante, antiséptico.
Antidiabético, diurético.
Estimulante de la corteza suprarrenal.
Repelente contra insectos.

Indicaciones:

Diabetes, piedras renales.
Deficiencia adrenocortical.
Anginas, garganta lastimada.
Hemorragia.
Quemaduras, heridas, úlceras.
Enfermedades de la piel, cuidado de la piel.
Tensión nerviosa, depresión.

GRAMÍNEAS (La familia nutricional)

Aceites esenciales de la familia: litsea cubeba, palmarosa, té de limón, toronjil, vetiver.

Una gran mayoría de las plantas que cubren la tierra pertenecen a la familia gramínea. De los polos al ecuador, de los pantanos a los desiertos, esta familia muestra una asombrosa adaptabilidad y diversificación. Su habilidad para cubrir, casi exclusivamente, grandes áreas, revela una fuerza singular. Esta fuerza reside en el poderoso sistema de raíces, que forma una intrincada red que se integra casi perfectamente a la tierra (los jardineros modernos, para crear una superficie de césped, colocan en la tierra una especie de carpeta que es unión de vegetal y tierra). Sobre este intenso sistema de raíces, la parte áerea de la gramínea es dominada por un principio lineal: hojas largas y angostas y tallos derechos. Incluso el inflorescente (espigado) obedece a este principio.

La familia no gasta mucha energía en el proceso floral pues está totalmente dedicada a otra meta: la gramínea, por encima de todo, es la familia nutritiva. Sus hojas y semillas son un regalo para el reino animal: pasto para herbívoros, grano (trigo, arroz, maíz, cebada, avena) para roedores, aves y humanos.

La familia tiene el potencial de desarrollar fragancias. ¡Recuerde nada más el aroma de la paja fresca recién cortada! Pero por lo general, esto permanece como algo potencial, una fragancia naciente. Solamente en los trópicos ha sido desarrollada totalmente esta capacidad en algunas especies. Las hierbas de té de limón, toronjil, litsea cubeba, y palmarosa tienen una fragancia fresca, verde, alimonada, ligeramente a rosa. El vetiver produce aceites esenciales en sus raíces.

Litsea cubeba

Se produce en China.
   Destilación de la hierba: el aceite es amarillo.
   Fragancia: fresca, verde, alimonada.
   Ampliamente usada en perfumería y en la industria jabonera, desodorantes, productos sanitarios.

Aunque está emparentada con el toronjil y el te de limón, la litsea cubeba tiene una fragancia mucho más agradable. Es un aceite bastante nuevo en la aromaterapia, empleado mayormente para mezclas (especialmente con el difusor). A cualquier mezcla le da una nota agradable de frescura alimonada.

Propiedades medicinales e indicaciones:

Similares a las del té de limón.

Palmarosa (*cymbopogon martini*)

Se produce en la India, Madagascar, Africa e Islas Comoro.
Destilación de la hierba; el aceite es amarillo.
Fragancia: fresca, parecida a la de la rosa.
Ampliamente usada en perfumería y cosmetología (y para adulterar aceite de rosa, uno de los aceites esenciales más caros).

Propiedades medicinales:

Estimulante antiséptico celular, hidratante.
Febrífugo.
Estimulante digestivo.

Indicaciones:

Cuidado de la piel: arrugas, acné, etc. (restablece el equilibrio fisiológico de la piel con acción calmante y refrescante).
Atonía digestiva.

Té de Limón (*Cymbopogon citratus*)

Se produce en la India, América Central y Brasil. La *Cymbopogon flexuosus* produce un aceite esencial también llamado verbena india (no se trata del auténtico aceite esencial de verbena, que es diez veces más caro).
Destilación de la hierba: el aceite va de amarillo a café rojizo.
Fragancia: fresca, alimonada, más fina que la del toronjil.
Ampliamente usada en la industria de la sopa y en perfumería. Usos veterinarios: parásitos, problemas digestivos.
Según la farmacopea de los indios, el té de limón era tradicionalmente usado por ellos como antídoto contra enfermedades infecciosas, fiebres y cólera.

Propiedades medicinales:

Estimulante del sistema digestivo (estomacal, carminativo, digestivo).
Antiséptico.
Diurético.
Repelente contra insectos.

Indicaciones:

Problemas digestivos (dispepsia, cólicos, flatulencias).
Desinfección, desodorante.
Pediculosis, sarna.

Toronjil (*Cymbopogon nardus*)

Se produce en China, Malasia, Sri Lanka y América Central.
Destilación de la hierba; el aceite es amarillo.
Fragancia: fresca, verde, alimonada.
Ampliamente usada en la industria de la sopa, desodorante, insecticida, productos sanitarios. Tiene pocos usos en perfumería. Se usa en la comida china.

Propiedades medicinales e indicaciones:

Desinfección de habitaciones, insecticida.

Vetiver (*Andropogon muricatus*)

Se produce en las islas Comoro, en las islas del Caribe y en la Isla de la Reunión.
El aceite se obtiene de las raíces; es café obscuro y muy espeso.
Fragancia: profunda, cordial, amaderada (recuerda ligeramente a la planta de tabaco o a la salvia silvestre), almizcle, sándalo.
Se usa habitualmente en perfumería y cosmetología; es muy buen fijador.

Indicaciones: artritis.

Con el vetiver, el proceso aromático se lleva hasta sus raíces, dentro de las que descansa el poder de las gramíneas. Su fragancia es entonces una actualización en la esfera odorífera de las potencialidades que el tipo usualmente expresa en la esfera de los nutrientes. El aroma característico a tierra, realista, casi meterialista, se debe, definitivamente, al aspecto nutritivo de la familia, en tanto que la nota de almizcle nos recuerda su conexión animal.

Las gramíneas producen el alimento más sagrado del reino vegetal: trigo, arroz y maíz. Alimentos más allá del alimento, don de los dioses al género humano. El vetiver expresa este aspecto fundamental del tipo a través de su nota que evoca al sándalo; es inspirador y reanimador.

JAZMÍN (*Jasminum officinalis*)

Se produce en el sur de Francia, norte de África (Egipto, Tunisia, Marruecos), y la India.

No existe aceite esencial de jazmín. El aceite se obtiene, sea por enfleurage o por extracción solvente. (véase capítulo III). En el enfleurage, las flores frescas se colocan encima de una mezcla de grasas (generalmente una mezcla de grasa de puerco, grasa de res, y aceites vegetales). La grasa absorbe la fragancia soltada por las flores. Las flores aprovechadas se sustituyen todos los días por flores frescas que se colocan sobre la grasa. Este proceso da un producto que se llama pomada. La pomada se lava entonces con alcohol para eliminar las grasas; en seguida se quita el alcohol a través de destilación al vacío para producir la forma absoluta del enfleurage.

El enfleurage quita mucho tiempo y por lo general ha caído en desuso. Solamente unos cuantos productores siguen usando aún este proceso. En la actualidad, las grasas naturales son reemplazadas por un solvente (hexano, un derivado del petróleo). Los productos obtenidos son llamados concretos (usualmente cerosos) y absolutos.

El jazmín absoluto es café y un tanto viscoso.

Fragancia: profunda, suave cálida, duradera, estimulante, sumamente exótica.

Se mezcla estupendamente con rosa, azahar, bergamota, petitgrain (granito), sándalo, cítricos, palmarosa, geranio, palo de rosa.

Con la rosa y el azahar, el jazmín es uno de los aceites "nobles" más importantes de la perfumería.

Propiedades medicinales:

Afrodisíaco, estimulante de la chacra sexual.

Antidepresivo.
Preparación para el parto.

Indicaciones:

Impotencia, frigidez.
Ansiedad, depresión, letargo, desconfianza.
Depresión postnatal.
Hace un magnífico perfume.

Si la rosa es el aceite del amor, el jazmín, sin duda, es el aceite del romance, y se reconocía como tal en las tradiciones hindúes y musulmanas. Inspiró a los poetas árabes canciones ardientes y lascivas. En el harem, la favorita del príncipe se empapaba en un baño de esencia de jazmín y recibía un elaborado masaje para inducir al éxtasis sexual a su amante.

Sumamente sensual, el jazmín es ciertamente el mejor afrodisíaco que la aromaterapia puede ofrecer. Sin embargo, no debe ser considerado como un mero estimulante sexual. El jazmín desvanece la inhibición, libera la imaginación y desarrolla en estado de retozo estimulante. En cierta forma, el poder del jazmín solamente puede ser experimentado en su totalidad por verdaderos amantes, pues tiene la capacidad de trascender el amor físico y dejar en libertad la energía sexual tanto masculina como femenina. Es el mejor estimulante de la chacra sexual y se recomienda para cualquier tipo de trabajo relacionado con kundalini (Nota del Traductor: kundalini: fuerza espiritual de origen hindú).

JENGIBRE (*Zingiber officinale*; Zingiberáceas)

Se produce en China, India y Malasia.
Destilación de la rizoma; el aceite va de ligeramente amarillo a amarillo obscuro.
Fragancia: característica (alcanforada, aromática, cítrica).
Ampliamente usada en los países orientales (especialmente India, China y Japón) en preparaciones farmacéuticas. Muchos usos en las industrias de alimentos y bebidas.
El jengibre ha sido usado durante miles de años en la India y en China por sus notables propiedades medicinales y por sus usos

culinarios. Aún es uno de los mejores remedios prescritos por los terapeutas macrobióticos y por los médicos chinos. Dioscórides lo recomendó para la digestión y la debilidad estomacal. En la Edad Media se le mencionaba como un tónico, estimulante y febrífugo. Es un ingrediente del bálsamo de Fioravanti.

<u>Órganos</u>: sistema digestivo.

<u>Propiedades medicinales</u>:

> Tónico, estimulante.
> Estomacal, carminativo.
> Analgésico.
> Febrífugo.
> Antiescorbútico.

<u>Indicaciones</u>:

> Deficiencias del sistema digestivo (dispepsia, flatulencia, pérdida de apetito, etc.)
> Impotencia.
> Dolores reumáticos.

LABIADAS (Plantas de Calor)

<u>Aceites esenciales de la familia</u>: albahaca, alhucema (*véase lavanda*), hisopo, lavanda, lavandina (*véase lavanda*), mejorana, melisa, mentas (poleo, menta verde, hierbabuena) orégano, pachulí, romero, salvia, tomillo.

En tanto que las plantas medicinales son la excepción en la mayoría de las familias, todas las labiadas tienen algún poder curativo, lo que denota su estrecha relación con los humanos. Este fenómeno se debe a la extraordinaria influencia de las fuerzas cósmicas de calor en la formación de la familia. Esta naturaleza calorífica lleva a la formación de aceites esenciales.

Las labiadas tienen una predilección especial por los espacios abiertos. Laderas secas y rocosas o cualquier montaña soleada, son los sitios donde aparecen sus especies más características (lavanda, romero, salvia, tomillo) Prefieren regiones de clima medio: todo alrededor del Mediterráneo y lejos de las áreas tropicales o frías.

Muchas labiadas son hierbas culinarias, lo que indica su afinidad con el proceso digestivo. Su fragancia es vigorizante, estimulante, ardiente, despabilante. No existen notas de dulzura, sombrías, estáticas o narcóticas en esta familia.

Finalmente, muchas labiadas (albahaca, hierbabuena, romero, tomillo) tienen el poder de desarrollar quimotipos (véase Capítulo IV, Química de los elementos integrantes de los aceites esenciales comunes). Esto parece indicar una fuerte capacidad de adaptabilidad en la familia, que podría interpretarse como poder inmunoestimulante. (el geranio es otra planta con muchos quimotipos, y se le considera también inmunoestimulante).

Tipo de acción:

Proporciona calor y es estimulante (centro vital, metabolismo).

Efecto calmante en el cuerpo astral sobreactivo; lo reintega al control de los centros vitales.

Area de acción:

Organización de centros vitales.

Metabolismo, digestión, respiración, formación de sangre.

Indicaciones:

Debilidad de los centros vitales (anemia, mala digestión, problemas respiratorios, diabetes).

Se recomienda para personas con una intensa actividad psíquica (curanderos, mediums etc.) para protegerlos de una pérdida de control y de que se agote su vitalidad.

Albahaca (*Ocymum basilicum*)

Se produce en la India, Egipto, las islas Comoro y la Isla de la Reunión.

Destilación de la hierba; el aceite es amarillo.

Fragancia: agradable, anisada, con un toque de menta.

Se usa en perfumería por su gran nota verde. Mezcla bien con bergamota o con geranio.

Existen varios quimotipos de albahaca (hay incluso una albahaca de canela). Las usadas más comunmente son las del tipo metilo de chavicol (islas Comodoro e Isla de la Reunión), aunque también se usa el tipo eugenol.

Es una de las plantas sagradas de la India, pues está dedicada a Vishnu, la albahaca se usa mucho en la medicina ayurvédica. Su acción en los sistemas digestivo y nervioso ha sido reconocida tanto en la medicina hindú, como en la occidental.

Órganos: Sistemas neurovegetativo y digestivo.

Propiedades medicinales:

Tónico nervioso, antiespasmódico, cefálico.
Estomacal, antiséptico intestinal.
En altas dosis es estupefaciente.

Indicaciones:

Fatiga mental, migraña, insomnio, depresión, tensión mental.
Dispepsia, espasmos gástricos.
Infecciones intestinales.
Facilita el parto y la nutrición del bebé.

Alhucema (*Lavandula spica*)

La alhucema crece por debajo de los 600 mts. Su aceite esencial contiene alcanfor. Calma la actividad cerebroespinal. Se emplea también como insecticida y con propósitos veterinarios.

Hisopo (*Hyssopus officinalis*)

Se produce en Francia, España y el sur de Europa.

Destilación de toda la planta y la flor; el aceite es amarillo dorado.

Fragancia: agradablemente aromática, recuerda la salvia, la mejorana y la lavanda.

Una de las plantas sagradas de los hebreos, el hisopo (*esobh*) fue prescrita por Hipócrates, Galeno y Dioscórides por su poder curativo sobre el sistema respiratorio. La antigua farmacopea la menciona como el principal ingrediente en numerosas preparaciones, elíxires y jarabes.

Órganos: Pulmones.

Propiedades medicinales:

Expectorante (licúa las secreciones bronquiales), antitusígena, emoliente.
Antiespasmódica.
Tónico (especialmente para el corazón y la respiración).
Agente hipertensivo, regula la presión sanguínea.
Digestivo, estomacal.
Sudorífico, febrífugo.
Cicatrizante, vulneraria.

Indicaciones:

Hipotensión.
Enfermedades respiratorias (asma, bronquitis, catarro crónico, tos, tuberculosis.
Mala digestión, dispepsia, flatulencia.
Dermatitis, eczema, heridas.
Sífilis.
Cálculos de vías urinarias.
El hisopo crece por todo el sur de Europa y el oeste de Asia en laderas secas y rocosas, pero sus variedades más finas se encuentran más arriba de los 900 metros en las asoleadas praderas de los Alpes sureños. Su abundante sistema de hojas y su fragancia a alcanfor, denotan su especial afinidad con el sistema respiratorio.

Lavanda (*Lavandula officinalis*)

Es uno de los aceites esenciales más apreciados.
Se produce en Francia, España y Rusia.
Destilación de las flores; el aceite es amarillo verdoso claro.
Fragancia: limpia, clásica, calmante.
La mejor variedad: "lavanda fina". Otras: Mayette, materonne.
La lavanda era el aroma favorito de los romanos para sus baños (la palabra viene del latín *lavare*). Dioscórides, Plineo y Galileo la men-

cionan como un estimulante, tónico, estomacal y carminativo. Siempre ha sido usada en perfumería y cosméticos, además de que mezcla bien con un gran número de aceites esenciales, añadiendo una ligera nota floral a casi cualquier preparación.

Propiedades medicinales:

Calmante, analgésico, antiespasmódico, anticonvulsivo, antideprimente.
Antiséptico, cicatrizador.
Citofiláctico.
Diurético, antirreumático.
Repelente de insectos.

Indicaciones:

Enfermedades del aparato respiratorio (asma, bronquitis, catarro crónico, influenza, tosferina, infecciones de la garganta).
Sinusitis.
Migraña, depresión, convulsiones, tensión neviosa, desmayos, insomnio, neurastenia, palpitaciones.
Enfermedades infecciosas.
Enfermedades de la piel: abcesos, acné, dermatitis, eczema, pediculosis, psoriasis.
Quemaduras, heridas.
Leucorrea.
Cistitis, descarga de mucosa. Piquetes de insectos.

Lejos del ardor del romero, la lavanda emana una paz noble y suave. Sus flores azules florecen en lo alto de una estructura que parece un candelero de siete brazos, dan una fragancia limpia y sedante. Es uno de nuestros perfumes más bellos.

La de mejor calidad crece en alturas superiores a los 900 metros desde las soleadas laderas de los Alpes del sur hasta las cimas de las montañas. A la lavanda le gusta el aire, el espacio, la luz y la tibieza. Tiene una acción calmante en el cuerpo astral; tonifica y suaviza el sistema nervioso y es benéfica para el sistema respiratorio.

Lavandina (*Lavandula fragrans, delphinensis*)

Las lavandinas son híbridos de la verdadera lavanda y la alhucema. Sus aceites esenciales tienen un contenido de éter más bajo y contienen algo de alcanfor. Su fragancia no es tan refinada como la de la lavanda; sus propiedades medicinales son similares, pero en menor grado.

Principales variedades: super y abrialis (la mejor), "grosso".

Uso veterinario: antiséptico, vulnerario, dermatitis, sarna.

Mejorana (*Origanum marjorana, Marjorana hortensi*)

Otra variedad: mejorana silvestre española (*Thimus mastichina*).

Se produce en España (mejorana silvestre española), Egipto, el norte de Africa y Hungría.

Destilación de la planta en floración.

Fragancia: dulce, calmante, uno de los aceites de labiadas más agradables. Se usa en perfumería y cosmetología. Mezcla bien con lavanda y bergamota.

La mejorana era cultivada en el antiguo Egipto. Los griegos y los romanos la usaban para tejerles coronas a los recien casados. Según la mitología, Afrodita, diosa del amor y la fecundidad, cosechaba mejorana en el Monte Ida para curar las heridas de Eneas. Según Dioscórides, tonifica y calienta los nervios. Plíneo la recomienda para la mala digestión y el estómago débil. Culpepper elogia sus efectos cálidos y confortantes.

<u>Órganos</u>: sistema nervioso periférico.

Propiedades medicinales:

Antiespasmódico, anafrodisíaco, calmante, sedante, analgésico.
Hipotensor, vasodilatador arterial.
Digestivo.
En altas dosis es narcótico.

Indicaciones:

Espasmos (digestivos, pulmonares), insomnio, migraña, tensión nerviosa, neurastenia, ansiedad.
Hipertensión.

Dispepsia, flatulencia.
Artritis, dolores reumáticos.

En vez de las alturas y las rocas, la mejorana prefiere la tierra tibia de los jardines. La planta tiene un aspecto dulce y delicado, con pequeñas hojas aterciopeladas suaves y redondas y lindas florecitas blancas casi escondidas entre las hojas. Su fragancia, gentil y tranquilizante, tiene un cálido efecto confortante, que incrementa su acción benéfica sobre el sistema nervioso. La mejorana también tiene una acción térmica sobre el metabolismo y los órganos genitales.

Melisa (Melissa officinalis)

Se produce en Francia.
Destilación de la planta.
Fragancia: fresca, alimonada, muy grata.

El toronjil (a veces llamado bálsamo, o bálsamo de limón, así como melisa, o *citronelle* en francés) tiene un rendimiento muy bajo (como el 0.05 %). La producción del aceite había sido virtualmente abandonada hasta fines de los 80, cuando unos cuantos productores franceses empezaron a destilarlo de nuevo. Es un aceite muy caro, y por lo tanto es adulterado en gran escala (las adulteraciones más comunes son té limón, citronela y litsea cubeba). Un supuesto aceite de toronjil ha sido ofrecido (incluso no estando en producción), especialmente en Inglaterra, en una fracción del costo de producción del auténtico aceite de toronjil. En tanto que la producción mundial de aceite de toronjil fue de menos de 50 libras en 1988, el total de venta en todo el mundo debe de haber pasado con un buen margen de los 450 k. ¡Otro milagro de la tecnología moderna!

Patricia Davis, en su excelente libro *Aromatherapy: An A - Z* (Aromaterapia: De la A - a la - Z), advierte la posibilidad de que haya irritaciones en la piel cuando se usa en forma externa aceite de toronjil. Uno se pregunta si realmente habrá usado en su estudio aceite auténtico de toronjil, puesto que casi todo el disponible en el comercio está adulterado.

Propiedades medicinales:

Antiespasmódico, calmante, sedante, confortante.
Antidepresivo, reanimante.

Digestivo.
Antivirus.
Estimulante del chacra del corazón.

Indicaciones:

Insomnio.
Migraña, tensión nerviosa, neurastenia, ansiedad.
Lastimaduras del frío, dermatosis aguda.
Crisis emocional, aflicción.

El nombre más antiguo de la planta se debe a la ninfa Melisa de la mitología griega, protectora de las abejas. En primavera, cuando nacen varias reinas en el mismo panal, el enjambre se divide en diversos enjambres pequeños, y cada uno ha de buscar otra colmena. Tradicionalmente se aplastaban hojas frescas en panales abandonados para atraer enjambres.

El toronjil es una planta gentil y de aspecto humilde, con hojas verde pálido y pequeñas flores blancas. De toda la planta emana una bondad natural que es estimulante y confortante por sí misma. Tradicionalmente ha sido considerada calmante y reanimadora. Es muy estimulante, relaja la tensión, y es, con la rosa y el azahar, uno de los principales aceites del chacra del corazón.

Parece medrar en el hierro. Le gusta la vecindad de casas, especialmente en el campo (clavos y otros pedazos de fragmentos de hierro que frecuentemente están enterrados alrededor de las habitaciones). Yo solía encontrar toronjil abundantemente en una mina de hierro abandonada.

Esto indica la posibilidad de propiedades antianémicas e inmunoestimulantes. Se ha sostenido que el toronjil refuerza la vitalidad.

Mentas (Poleo, hierbabuena, menta verde)

Plutón se enamoró cierta vez de la ninfa Minta, pero su esposa, la celosa Prosperina, la convirtió en una planta que ahora lleva su nombre. Según Plínio, "El aroma de menta despierta la mente, y su sabor excita el apetito y el estómago." Sus cualidades fortificantes y estimulantes han sido reconocidas por médicos romanos y griegos.

Hay cerca de 20 especies en el género *Menta* que crecen por todo el mundo. Les gusta la luz abundante y tierras hondas y húmedas. En ellas, el principio del calor lucha contra el principio adverso del frío y agua, de ahí que tengan un poder curativo estimulante y cálido, bueno para resolver congestiones, calambres e hinchazón, y para promover menstruación y la virilidad. Por otra parte, las mentas tiene también cualidades vivificantes, refrescantes y tranquilizantes.

Propiedades medicinales comunes del género menta:

> Estimulante del sistema nervioso, antiespasmódico, tonificante general.
> Estomacal, digestivo, carminativo.
> Hepático, colagogo.
> Gripe, tos, asma, bronquitis.
> Neuralgia.

Indicaciones:

> Dolor de estómago, dispepsia, náuseas, flatulencia, vómitos.
> Fatiga mental, migraña, dolor de cabeza, desmayos, neuralgia.
> Dismenorrea.
> Desórdenes hepáticos.
> Enfriamiento, tos, asma, bronquitis.
> Neuralgia.

Poleo (Mentha pelugium)

Se produce en España y norte de Africa.
> Destilación de la planta.
> Fragancia: similar a la de la hierbabuena, pero más áspera.

Propiedades medicinales específicas e indicaciones:

> Amenorrea (advertencia: en dosis altas el poleo es abortivo).
> Esplénico.

Hierbabuena (Mentha piperita)

Se produce en todo el mundo, siendo los Estados Unidos el mayor productor. La mejor calidad viene de Inglaterra y del sur de Francia.

Destilación de la planta.

Numerosos usos en perfumería, cosmetología, e industria alimenticia (licores, salsas, bebidas, dulces etc.).

La *mentha piperita* tiene varias subespecies y quimotipos (*Mentha piperita* var. *bergamia*, o quimotipo linalol, etc.) ninguno de ellos, hasta donde yo sé, ha sido destilado comercialmente.

Indicaciones específicas:

Impotencia.

Menta Verde (Mentha viridis)

La fragancia de la menta verde es muy similar a la de la hierbabuena, pero es más fresca y menos áspera, Su actividad terapeútica es aproximadamente la misma.

Orégano (Origanum vulgare, Origanum compactum, Coridothymus capitatus)

Se produce en España, norte de Africa y Grecia (muchas subespecias).

Destilación de la hierba; el aceite es café rojizo.

Fragancia: ardiente, especiada, fuertemente aromática.

No obstante que los antiguos frecuentemente agrupaban diferentes especies bajo este nombre, el orégano había sido considerado una planta de aroma esencial para la medicina y para cocinar. Teofrasto, Aristóteles e Hipócrates alabaron su acción benéfica en enfermedades respiratorias, úlceras, quemaduras, y mala digestión.

Propiedades medicinales:

Antiséptico, antitóxico, antivirus.
Antiespasmódico, sedante.
Expectorante.
Analgésico, contrairritante.

Indicaciones:

Enfermedades infecciosas, desinfección.
Enfermedades bronco pulmonares.
Reumatismo.
Pediculosis.
Amenorrea.

El orégano, una variante rústica de la mejorana, crece en forma silvestre por toda Europa y Asia, sin embargo, solamente las variedades del Mediterráneo producen una cantidad significativa de aceites esenciales. Su calidad caliente, casi ardiente, denota su acción benéfica sobre enfermedades infecciosas, heridas infectadas e inflamaciones.

Pachulí (*Pogostemon patchouli*)

Se produce en la India, Malasia, Burma y Paraguay.

Las hojas son secadas y fermentadas antes de la destilación; el aceite es grueso y el color va de café a café verdoso.

Fragancia: fuerte, dulce, añeja, muy persistente.

Se usa en dermatología, estética y cuidado de la piel. Es uno de los mejores fijadores usado en cantidades pequeñas en perfumes orientales y de rosas.

El aceite esencial de pachulí era parte del *material médico* en Malasia, China, India y Japón, donde era usado por sus propiedades estimulantes, tónicas, estomacales, y febrífugas. Era un reconocido antídoto contra insectos y piquetes de serpientes.

Los hindús lo usaban también para aromatizar sus telas, especialmente los famosos chales hindúes, tan de moda en Inglaterra durante el siglo diecinueve.

Los aceites contienen pachuleno y otros productos cercanos al azuleno.

Propiedades medicinales:

Descongestivo, regenerador de los tejidos, antiflogístico, anti-inflamatorio.
Fungicida, anti-infeccioso, bactericida.
Estimulante (sistema nervioso) en pequeñas dosis.

Sedante en dosis altas.
Rejuvenecedor de la piel.
Repelente para insectos.

Indicaciones:

Descarga de mucosa, pesadez, cuidado de la piel (seborrea, eczema, dermatitis, impétigo, herpes, piel rajada, arrugas).
Ansiedad, depresión.
Piquetes de insectos y de serpientes. El pachulí, una de las labiadas más tropicales, es una planta de calor y agua excesivos, sin embargo, sus largas hojas y su morfología denotan que tales energías no son totalmente dominadas. Por lo tanto, aunque es estimulante y tónico en pequeñas dosis, es bueno para disipar el tipo de letargo relacionado con dichas energías (pesadez, inercia), se convierte en sedante o incluso en estupefaciente en dosis altas. Sus propiedades antiinflamatorias y descongestivas, derivan también de esas características.

Debido a que el aceite se produce después de un período de fermentación, tiene cierto control en todos los procesos de estancamiento, putrefacción, y vejez (útil en el cuidado de la piel, rejuvenecimiento). La *opus niger* (obra negra), que en el mundo de la física es un proceso de fermentación y putrefacción, es una de las fases principales del trabajo del alquimista, una fase que conduce a la iluminación del experto después de quemar con frío toda impureza y trasiego. El pachulí es pues un producto de fermentación en el sentido alquímico. Tiene una poderosa acción en los centros psíquicos a nivel metafísico.

Romero (*Rosmarinus officinalis*)

Se produce en toda el área del mar Mediterráneo.
Destilación de hierba; aceite casi incoloro.
Fragancia: ardiente, aromática, vigorizante, con una nota dominante que evoca el eucalipto (en las variedades española y norafricana), y reminiscente del incienso (más notable en las variedades francesa o yugoslava).
Al igual que el tomillo, pero en menor grado, el romero ha desarrollado diversos quimotipos, creciendo en áreas climáticas notoria-

mente distintas. El quimotipo fenol-cineol crece en el norte de Africa (Marruecos, Tunicia) el quimotipo cineol crece en España, y el quimotipo verbenáceocrece en el sur de Francia, Córcega, el norte de Italia y la ex Yugoslavia.

Este arbusto grueso, con predilección por terrenos rocosos y soleados, crece por todo el Mediterráneo, desde el nivel del mar hasta a 600 mts. de altura. Ha sido usado extensamente desde la antigüedad como medicina y en la cocina, así como para rituales.

Muy apreciado en la Edad Media y en el Renacimiento, apareció en muchas fórmulas, tales como la famosa "agua de la Reina de Hungría", un licor rejuvenecedor. Isabel de Hungría recibió la receta de un angel (o un monje) a la edad de 72 años, enferma de gota y paralítica. Recuperó la salud y la belleza, ¡e incluso el rey de Polonia quería casarse con ella!

Madame de Sevigny recomendó el agua de romero para la tristeza.

Órganos: hígado, vesícula

Propiedades medicinales:

Estimulante general, tónico cardíaco, estimulante de las glándulas suprarrenales.
Colagogo, estimulante hepatobiliar (incremanta la secreción biliar).
Antiséptico pulmonar.
Diurético, sudorífico.
Antirreumático, antineurálgico, rubefaciente.
Cicatrizador de heridas y quemaduras.

Indicaciones:

Desórdenes hepatobiliares (colesistitis, cirrosis, cálculos, hipercolesterolemia, ictericia).
Debilidad general, anemia, astenia, menstruación.
Fatiga mental, tensión, pérdida de memoria.
Catarros, bronquitis, tosferina.
Reumatismo, gota.
Pérdida del pelo, caspa.
Cuidado de la piel.

Heridas, quemaduras.
Sarena, pediculosis.

Es, sobre todo, una planta calorífera. Según Rudolf Steiner, el romero fortifica el centro vital y extiende su acción a los demás componentes del ser humano. Restaura el equilibrio del cuerpo calorífico y activa el proceso sanguíneo (la sangre es el medio privilegiado del principio de calefacción en el cuerpo humano). Por eso se recomienda para la anemia, menstruación insuficiente, y problemas de irrigación sanguínea. También actúa sobre el hígado.

Una mejor irrigación de los órganos facilita la acción de las fuerzas astrales y vitales, y estimula el metabolismo: elromero es digestivo y sudorífico, promueve la asimilación del azúcar (en la diabetes) y está indicada para reconstruir el sistema nervioso después de una larga e intensa actividad intelectual.

El género salvia

Con más de 500 especies, el género *Salvia* es el más importante de la familia de las labiadas.

A la *salvia officinalis* le gustan las paredes calizas y las montañas desérticas de España, Grecia, Dalmacia y los Balcanes. Su fragancia es severa, solemne, terrosa y áspera. Sus hojas bien desarrolladas y sus largas y olorosas flores formadas para recibir los cuerpos de las abejas, denotan su afinidad con todos los procesos de vida y creación, incluso procreación. La *Salvia sclarea* va aún más allá. Reducida durante años a una cuantas hojas cercanas al suelo, de pronto desarrolló hojas anchas y gruesas y encima extravagantes flores, tallos cuadrados que sugieren la tranquila confianza y esplendor de una mujer embarazada. Fue, preeminentemente la planta de la mujer en su proceso creativo, y fue particularmente indicada para inducir y promover el embarazo.

Salvia (Salvia officinalis)

Se produce en España, ex Yugoslavia y Francia.
Destilación de hojas y flores.
Fragancia: áspera, aromática (la salvia lavandulifolia, que crece en el norte de España, es más fina y suave).

Reconocida desde la antigüedad, la "salvia salvatrix" de los romanos es una de las plantas medicinales más poderosas y versátiles. En verdad, *¿cur moriatur homo, cui salvia cerscit in horto?* (¿por qué ha de morir el hombre al que le crece salvia en su huerto?). Esa panacea, que preserva la salud y la juventud, siempre fue recomendada para concebir y para el embarazo.

Órganos: hígado, vesícula, riñones.

Propiedades medicinales:

Tónico, estimulante (glándulas suprarrenales, nervios).
Antisudorífico.
Antiséptico.
Diurético.
Emenagogo.
Agente hipertensivo.
Aperitivo, estomacal.
Depurativo.
Astringente, vulnerario.

Indicaciones:

Debilidad general, anemia, astenia, neurastenia.
Hipotensión.
Esterilidad, menopausia, regulación de la menstruación, preparación para el parto.
Perspiración, fiebre.
Desórdenes hepatobiliares y renales.
Afecciones nerviosas.
Bronquitis, asma.
Ulceras bucales, estomatitis, anginas, dermatitis.
Pérdida del pelo.
Heridas, úlceras.

El aceite esencial de la salvia es tónico en altas dosis y no debe ser ingerido durante mucho tiempo. No se recomienda para personas con tendencias a la epilepsia.

Salvia silvestre (Salvia sclarea)

Se produce en el sur de Francia, Rusia y los Estados Unidos.
Destilación de la planta; el aceite es claro.
Fragancia: agradable, dulce con notas florales, ligeramente almizclada.
Ampliamente usada como fijador, tanto en cosméticos como en perfumería.

Organos: genitales femeninos.

Propiedades medicinales e indicaciones:

Similares a los de la salvia officinalis, con especial énfasis en enfermedades de la mujer (menstruación, leucorrea, frigidez).
La salvia silvestre es preferida a otras salvias para tratamientos largos (no es tóxica).

Tomillo (Thymus vulgaris)

Se produce en Marruecos, España, Francia y Grecia. El aceite es obtenido de las ramas y las flores. Es un líquido rojo o café rojizo en los quimotipos timol-carvacrol, y amarillo claro para los otros quimotipos.
Fragancia: ardiente, especiada, aromática en los quimotipos timol-carvacrol, de dulce a fresca y verde para los otros (como cítrica en el quimotipo cítrico, rosácea en el geranio, etc.)
El género *Thymus* produce muchas especies, subespecies, y quimotipos alrededor del mar Mediterráneo (ver la guía de referencias rápidas de aceites esenciales, al final de este libro). Por alguna razón aún desconocida, las mismas subespecies producen aceites de composiciones químicas totalmente diferentes (a este fenómeno, descubierto apenas recientemente, se le ha llamado quimotipificar). Se ha sugerido que tales variaciones pueden ser causadas por el clima y otras condiciones del entorno. Por eso, los ardientes quimotipos timol y carvacrol crecen a menor altura y en climas más secos, en tanto que los quimotipos más suaves como el geranio, linalol, citrales y la tuya, crecen a mayores altitudes y en climas más frescos. Se ha contemplado la posibilidad de que una planta de tomillo transplantada de un área climática a otra empiece a desarrollar las características de su nueva ubicación (es decir, un tomillo creciendo en terreno seco al nivel del

mar sería quimotipo timol- carvacrol, pero se convertiría en linalol o geranio al ser transplantado a una altitud mayor).

Por muy seductora que pueda ser esta teoría, la realidad resulta un poco diferente.

Entre las plantas silvestres existe un predominio del timol y el carvacrol en la áreas más secas y calientes, en tanto que los quimotipos suaves son más abundantes bajo condiciones menos duras. Pero más de siete años de cosechar tomillo silvestre me han demostrado que los diversos quimotipos se pueden encontrar en todas partes.

Es más, la mayor parte de la producción comercial de tomillos quimotipificados viene del mismo área del sur de Francia, y algunos granjeros cultivan todos los quimotipos en sus granjas.

El tomillo ha sido usado ampliamente para terapia desde la antigüedad por sus propiedades cálidas, estimulantes y limpiadoras.

Propiedades medicinales:

Estimulante general (físico, psíquico, circulación capilar).
Antiséptico (pulmones, intestino, sistema genitourinario).
Rubefaciente.
Cicatrizante.
Balsámico, expectorante.

Indicaciones:

Astenia, anemia, neurastenia, deficiencia nerviosa.
Enfermedades infecciosas (intestinales y urinarias).
Enfermedades pulmonares (bronquitis, tuberculosis,asma).
Mala digestión, fermentación.
Reumatismo, artritis, gota.
Gripe, influenza; dolor de garganta.
Heridas.

Este arbusto pequeño, sin requerimientos especiales de calidad de tierra o volumen de humedad, es ávido de calor y luz. Ayuda cuando falta o no hay calor interior: exceso de agua, tendencia a sentir frío, catarro, frío y debilidad del centro vital, sobre todo, cuando se manifiesta en los pulmones o el estómago.

El tomillo es capaz de crear, por sí mismo, casi el espectro completo de fragancias demostrado por la familia medicinal, las labiadas, desde el ardiente timol-carvacrol (reminiscente del orégano o la ajedrea), hasta los tipos citrales similares al toronjil, pasando por tipos de linalol (mejorana, lavanda). Esto denota la tan sorprendente adaptabilidad del género, su poder curativo de amplio espectro y su increíble energía vital. Los tomillos están, indudablemente, entre los aceites más importante de la aromaterapia.

MIRTÁCEAS (Armonía: equilibrio en la interacción de los cuatro elementos: fuego, aire, agua, tierra)

<u>Aceites esenciales de la familia</u>: árbol de té, cayeputi, clavo, eucalipto, mirto, niaouli, nuez moscada.

Otros aceites de interés: laurel, pimiento.

Las mirtáceas crecen en las zonas tropicales de todos los continentes. Confrontadas por las poderosas fuerzas de la tierra y el agua en relación con potentes influencias tropicales, las mirtáceas oponen un principio de formación bien estructurado.

Las plantas y árboles de la familia tienen un aspecto noble y armonioso que expresa el perfecto equilibrio entre los cuatro elementos que intervienen en la constitución del tipo.

La esfera astral nunca se violenta ante la fuerza de formación etérea: el tipo no produce ninguna planta venenosa.

Las hojas siempre verdes son fuertes y sencillas. Se abren a la esfera supravegetal y animal en un intenso proceso floral (la polinización se realiza a través de insectos y pájaros). El proceso del azúcar es muy fuerte en esta familia que produce algunas frutas deliciosas: granada, uva espina, guayaba, arrayán, ciruela.

La profunda penetración de calor tropical en la hoja, la flor, la corteza y la madera, genera aceites etéreos y resinas aromáticas.

La familia produce también algunos condimentos como el clavo y el pimiento.

Finalmente, produce maderas muy duras, lo que revela la saludable relación de esta familia con los elementos de la tierra.

Tipo de acción: reequilibrante.

Campo de acción: metabolismo, centros de energía, pulmones.

Indicaciones:

Enfermedades respiratorias.
Desequilibrio metabólico o energético.

Árbol de té (*Melaleuca alternifolia*)

Se produce en Australia.
Destilación de las hojas; el aceite es amarillento.
Fragancia: fuerte, alcanforada, balsámica, picante.

Relativamente recién llegado al escenario de la aromaterapia, el árbol de té se ha convertido rápidamente en una panacea universal para primeros auxilios, o "curalotodo". Es (con el orégano y la ajedrea) uno de los aceites cuyas propiedades médicas y antisépticas son de las más documentadas. Las investigaciones comenzaron en Australia a finales de los 20, y probaron el asombroso poder antiinfeccioso del aceite. Durante la 2ª Guerra Mundial, hasta formaba parte del botiquín de primeros auxilios en áreas tropicales. Investigaciones más exhaustivas durante los 70 y los 80, han mostrado su fuerte acción fungicida (Morton Walker, Dr. Eduardo F. Peña, Dr. Paul Belaiche). Su amplio campo de acción y su baja toxicidad lo hacen un remedio casero ideal para ser incluido en cualquier botiquín de primeros auxilios de aromaterapia (con la lavanda y el eucalipto).

Propiedades medicinales:

Fungicida (*Candida albicans, Trichomonas*).
Anti-infeccioso.
Antiséptico general (en especial vías urinarias).
Inmunoestimulante.
Balsámico, expectorante.
Cicatrizante, vulnerario.
Parasiticida.

Indicaciones:

Infecciones causadas por hongos (tiña, pie de atleta, vaginitis, aftas, (*candida albicans*).

Infecciones urinarias, cistitis.

Heridas infectadas, úlceras, llagas, y cualquier tipo de infección.

Llagas de la gripe, ampollas, viruela, acné.

Erupciones, pruritis anal y genital, herpes genital.

Parásitos intestinales.

Preparación para cirugía (prevención).

Sistema de inmunidad bajo.

Caspa, cuidado del cabello.

Más bien pequeño, con hojas en forma de agujas (similares a las del ciprés), el árbol de té posee una sorprendente vitalidad. Antes de convertirse en un preciado artículo de consumo cuando la demanda de su aceite aumentó bruscamente en 1980, el árbol de té era considerado una hierba, una auténtica plaga de la que los agricultores no lograban deshacerse. Después de ser cortada hasta las raíces, en menos de dos años ya tiene un nuevo follaje grueso y floreciente. Le gustan los pantanos y las áreas pantanosas aún más que a los eucaliptos, pero sin embargo, a diferencia de éstos, sus hojas están subdesarrolladas, lo que indica un predominio sobre el aire por parte de la tierra, el fuego y el agua. Los árboles de té producen uno de los mejores aceites fungicidas, antiinfecciosos, y antisépticos, pero el eucalipto funciona mejor en afecciones respiratorias. Finalmente, la sorprendente vitalidad del árbol de té denota claramente sus fuertes propiedades inmunoestimulantes.

Cayeputi (*Malaleuca leucadendron*)

Se produce en Malasia y los países del Lejano Oriente.

Destilación de las hojas; el aceite es amarillo verdoso.

Fragancia: penetrante, parecida al alcanfor.

Se emplea en numerosas preparaciones pectorales. Se usa también como insecticida y parasiticida.

En Malasia y Java el aceite de cayeputi era un remedio tradicional para el cólera y el reumatismo.

Propiedades medicinales:

Antiséptico general (pulmonar, urinario, intestinal).

Antiespasmódico, antineurálgico.

Sudorífico.

Febrífugo.

Indicaciones:

Enfermedades pulmonares (bronquitis, tuberculosis).
Cistitis, uretritis.
Disentería, diarrea, amibiasis.
Reumatismo, dolores reumáticos.
Dolor de oídos.

Clavo (*Eugenia caryophyllata*)

Se produce en las islas Molucas, Madagascar, Zanzibar e Indonesia.
Destilación de los botones secos; el aceite va de café a café obscuro.

Los tallos y las hojas del clavo también se destilan, pero son de menor calidad (especialmente éstas últimas) y se usan con frecuencia para adulterar el aceite del botón de clavo.

Fragancia: caliente, especiada, característica.

Se usa en odontología, farmacopea, industria alimenticia y perfumería.

Originario de las islas Molucas, el clavo es una de la especies más conocidas del mundo junto con la pimienta negra, la canela y la nuez moscada. Era tan apreciado en la antigüedad que fue causa de algunas guerras: su comercio era controlado casi exclusivamente por los portugueses, quienes poseyeron las islas Molucas hasta el siglo XVII, cuando los holandeses los echaron fuera. Para controlar mejor el monopolio y aumentar los precios, los holandeses destruyeron todas las plantaciones excepto una, en la isla de Amboina. Los franceses finalmente, robaron algunas plantas para iniciar nuevas plantaciones en la Guyana, Zanzibar, Isla de la Reunión y Trinidad.

El aceite de clavo se usó durante mucho tiempo como un analgésico en odontología.

Propiedades medicinales:

Antineurálgico, analgésico.
Poderoso antiséptico, cicatrizante.
Estomacal, carminativo.
Afrodisíaco, estimulante.
Parasiticida.

Indicaciones:

Dolor de muelas.
Prevención de enfermedades infecciosas.
Astenia física y astenia intelectual (para fortalecer la memoria).
Dispepsia, fermentación gástrica, flatulencia.
Impotencia.
Heridas infectadas, úlceras.

En el árbol de clavo, las fuerzas terrestres de las raíces ascienden al área floral: el aceite esencial de los botones, más pesado que el agua y no fácilmente volátil, es pesado y ardiente, lo que revela que las fuerzas cósmicas del fuego han sido fuertemente atraídas hacia el interior de la tierra. Esta interacción especial de las energías del fuego y de la tierra en el área floral dan como resultado una fuerte acción en el metabolismo: el clavo estimula la digestión de alimentos pesados y regula el tracto digestivo.

Eucalipto (*Eucalyptus globulus*)

Se produce en Australia, España y Portugal.
Destilación de las hojas; el aceite va de amarillo a rojo.
Fragancia: fresca, balsámica, parecida al alcanfor.
Numerosos usos en farmacia.

Originario de Australia, donde era considerado como un "curalotodo" por los aborígenes y también después por los colonizadores, el eucalipto se ha extendido ahora casi totalmente a las zonas tropicales y subtropicales del mundo. Tiene una larga tradición de usos en medicina y su aceite esencial es uno de los remedios más poderosos y versátiles.

Propiedades medicinales:

Antiséptico general (especialmente pulmones y vías urinarias).
Balsámico, expectorante, antiespasmódico.
Hipoglucémico.
Febrífugo.
Estimulante.
Cicatrizante, vulnerario.
Parasiticida.

Indicaciones:

Enfermedades de las vías respiratorias (asma, bronquitis, tuber-
culosis, gripe, sinusitis).
Infecciones urinarias.
Diabetes.
Fiebres.
Reumatismo.
Parásitos intestinales (ascaris, oxyurids).

Uno de los árboles más altos del mundo, el eucalipto, es también de
raíces muy profundas: éstas se desarrollan a gran profundidad para
encontrar mantos acuíferos y succionar agua intensamente para sus
vigorosas ramas. Se usa para drenar áreas pantanosas y limpiarlas de
mosquitos. Crece con increible rapidez, y sin embargo genera una
madera sumamente fuerte y bastante resistente a pudrirse. Las hojas,
con forma de espada, están orientadas en tal forma que evitan estar muy
expuestas al sol y permiten que la luz pase a través de todo el árbol y
llegue al suelo. El eucalipto sustrae con energía las fuerzas solidificantes
de la tierra y el agua hacia el área de aire y luz clara y seca, donde atrae
fuerzas astrales para la producción de aceites esenciales, de ahí su acción
sobre los sistemas pulmonar y urinario. Es particularmente benéfico en
el tratamiento de la inflamación pulmonar y mucosidad excesiva.

Mirto o arrayán (*Myrtus communis*)

Se produce en el norte de Africa.
Destilación de ramas; el aceite es amarillo.
Fragancia: fresca, cercana a la del eucalipto.
Los griegos y los romanos usaban el arrayán para enfermedades
pulmonares y urinarias. En el siglo XVI, las hojas y las flores se usaban
para el cuidado de la piel y se incluían en la preparación de "agua de
ángel" , un conocido tónico y loción astringente.

Indicaciones terapéuticas específicas:

Cuidado de la piel.
Las propiedades medicinales son muy similares a las del eucalipto.

Niaouli (*Melaleuca viridiflora*)

Se produce en Madagascar, Australia y Nueva Caledonia.
Destilación de las hojas; el aceite (también llamado "gomenol") es amarillo.
Fragancia: fuerte, parecida al alcanfor, balsámica, cercana al eucalipto.
Mismas propiedades medicinales e indicaciones que el eucalipto.

Indicaciones terapéuticas específicas:

Estimulante de los tejidos (promueve la circulación local y la actividad de leucocitos y anticuerpos).
Heridas infectadas, úlceras, quemaduras.

Nuez moscada (*Myristica fragans*; Miristicáceas)

Se produce en las Indias Occidentales, Indonesia y Java.
Destilación de las nueces: el aceite es incoloro.
La nuez está rodeada por una cáscara carnosa, la cual, por destilación, produce un aceite esencial llamado aceite de macía; que es de menor calidad que el aceite de nuez moscada, con propiedades y composición similares.
Fragancia: especiada, apimentada, aromática.
Tiene algunas aplicaciones en diversas preparaciones farmacéuticas, algunos usos en perfumería y es empleado ampliamente en la manufactura de licores y elíxires.
Mencionada por primera vez en el siglo V, la nuez moscada fue introducida en Occidente por traficantes árabes. Portugal tuvo el monopolio de su comercio hasta 1605, cuando los holandeses invadieron sus posesiones. Las plantaciones fueron puestas bajo la protección militar, y los precios se mantuvieron altos por la destrucción sistemática de los árboles que crecían en las islas cercanas. Incluso, grandes volúmenes de la especia eran incinerados a intervalos para mantener el precio alto. Finalmente, Pierre Poivre robó algunas plantas en 1768 y el árbol de nuez moscada fue cultivado entonces en otros países tropicales.
La nuez moscada ha sido muy apreciada desde los inicios de la Edad Media y fue ingrediente de numerosos bálsamos, elixires y ungüentos. ¡En 1704 Pollini escribió más de 800 páginas sobre las invaluables

virtudes de la nuez moscada! Llegó a concluir que: "¡En buena salud o sin ella, vivo o muerto, nadie puede salir adelante sin esta nuez, el medicamento más saludable!"

Y en verdad es un tónico y estimulante muy poderoso.

<u>**Órganos**</u>: sistema digestivo.

<u>**Propiedades medicinales**</u>:

Tónico, estimulante (sistema nervioso, circulación).
Digestivo, antiséptico intestinal.
Sedante, analgésico.
Afrodisíaco.
Estupefaciente y tóxico en altas dosis (delirio, alucinaciones, desmayos).

<u>**Indicaciones**</u>:

Problemas digestivos, infecciones intestinales, flatulencia.
Astenia.
Fatiga nerviosa e intelectual.
Impotencia.
Dolores reumáticos, neuralgia.

PALO DE ROSA (*Aniba roseaodora*; Lauráceas)

Se produce en Brasil.

Destilación de la madera en trozo; el aceite va de claro a amarillo pálido.

Fragancia: muy dulce, floral, madera. Se mezcla muy bien casi con cualquier aceite.

El palo de rosa es uno de los aceites principales en la perfumería, en la que se usa como nota intermedia. Hasta hace poco tiempo no era muy usado en la aromaterapia. Sin embargo, aunque no tiene ningún poder curativo espectacular (como el árbol de té o la lavanda), yo lo encuentro muy útil especialmente para el cuidado de la piel. Es muy suave y su uso no presenta ningún peligro. Es muy útil también en mezclas, y ayuda a dar cuerpo a una mezcla y a redondear filos agudos.

Propiedades medicinales:

Estimulante celular, regenerador de los tejidos.
Revivificante, antidepresivo, tónico.
Calmante, cefálico.

Indicaciones:

Jaqueca, náusea.
Cuidado de la piel (piel sensible, piel avejentada, arrugas, eczema.
Cicatrices, heridas.
El palo de rosa es excelente para cualquier tipo de preparación para
el cuidado del cuerpo o de la piel (aceites para el baño, lociones,
mascarillas faciales).

PIMIENTA (*Piper nigrum*; Piperáceas)

Se produce en la India, Java, Sumatra y China.
Destilación de las semillas; el aceite es amarillo verdoso.
Fragancia: característica.
Tiene pocos usos en perfumería y en la industria alimenticia.
Una de las especies más antiguas, la pimienta ya era mencionada en
textos chinos y sánscritos hace varios miles de años. En los países
occidentales era la especie más apreciada, y en la Edad Media se usaba
como moneda. El aceite esencial de la pimienta es descrito por Valerius
Cordius en su *Compendium Aromatorium* de 1488. Se ha indicado
tradicionalmente como estimulante, tónico, y siempre que se presenta
un exceso de frío o de agua.

Propiedades medicinales:

Estimulante, tónico (en especial sistema digestivo y nervioso).
Digestivo, estomacal, antitóxico.
Calentador, secador, reconfortante.
Analgésico, rubefaciente.
Afrodisíaco.
Estimulante de la raíz chacra.

Indicaciones:

Problemas digestivos (dispépsia, flatulencia, pérdida de apetito,
   intoxicación alimenticia.
Fiebre, catarro, gripe, tos, influenza.
Neuralgia, dolor de muelas, dolores reumáticos.
Dolor muscular, masaje deportivo (preparación para hacer un es-
   fuerzo).
Gonorrea.
Impotencia.
Decaimiento.

ROSA (*Rosa centifolia y damascena*; Rosáceas)

Se produce en Bulgaria, Marruecos y Turquía.

Los botones de rosa se recolectan por las mañanas, solamente durante
unas cuantas horas, al acabar el relente, y se destilan de inmediato. El
aceite es bastante grueso y su color va de amarillo a amarillo verdoso.

Fragancia: característica.

Uno de los aceites esenciales más caros, el aceite de rosa casi
siempre es adulterado con substancias como geranio, té de limón,
palmarosa y alcoholes terpenos (geraniol, citronelol, rodinol, linalol,
nerolol, etc.) El proceso de adulteración se ha hecho tan refinado, que
es casi imposible descubrir los fraudes.

El verdadero aceite de rosa se usa solamente en perfumes de muy
alto grado.

El agua de rosa es usada ampliamente en cosméticos y en
perfumería.

Sea que haya brotado de la sangre de Venus, de la sangre de Adonis,
o del sudor de Mahoma, la rosa —reina de las flores— es verdadera-
mente inmemorial. Elogiada por los poetas, reverenciada en los libros
sagrados y ofrecida a los reyes y a los dioses, la rosa es el símbolo
tradicional del amor.

Montones de rosas fueron encontradas en el sarcófago de
Tutankhamon ofrendadas por la reina Ankhsenamon como una
muestra de su amor. Cuando el emperador de Persia, Djihanguyr se casó
con la princesa Nour-Djihan, un canal que rodeaba los jardines fue

llenado con agua de rosas. Gotitas de aceite fueron percibidas flotando en la superficie del agua. Ese fue el origen de la producción del famoso aceite de rosa persa.

Órganos y funciones: sistema reproductivo femenino, chacra del corazón.

Propiedades medicinales:

Excitante, antidepresivo, tónico.
Astringente, hemostático.
Depurativo.
Afrodisíaco.
Estimulante de la chacra del corazón.

Indicaciones:

Tensión nerviosa, depresión, insomnio, jaqueca.
Cuidado de la piel (arrugas, eczema, piel sensible, piel avejentada).
Cicatrices, heridas.
Desórdenes del sistema reproductivo femenino: frigidez, esterilidad, desórdenes uterinos.
Hemorragia.
Impotencia.
Crisis emocional, pesadumbre, depresión.
El agua de rosa es un excelente tónico para la piel, recomendado para cualquier tipo. Es bueno para las arrugas, inflamación, enrojecimiento y pieles sensibles. Está indicada para la oftalmía.

RUTÁCEAS (Procesos del calor tropical suave)

Aceites esenciales de la familia: azahar, bergamota, lima, limón, mandarina, naranja, petitgrain, toronja.

Otros aceites de interés: ruda (*Ruta graveolens*). Precaución: este aceite es altamente tóxico y debe ser tratado con gran cuidado.

La mayor parte de las rutáceas crece en áreas tropicales. En tales áreas son, por lo general, pequeños árbolitos espinosos de madera dura que frecuentemente es resinosa, con firmes hojas verdes. Sus hermosas y abundantes flores con forma de estrellas simétricas, exhalan una fragancia deliciosa, dulce, ligeramente estimulante. La esencia de las hojas es fresca y confortante, con un toque amargo. Los árboles desarrollan frutas jugosas y ácidas (cítricos) o pequeñas frutillas picantes y especiadas

La actividad terapéutica general de este tipo involucra la interacción del calor y los fluidos del cuerpo. Los aceites reducen proliferaciones, así como distensiones, inflamaciones y el aflojamiento del vientre; fortalecen el cuerpo astral, y sus fuerzas en formación son activadas por el aire y el calor.

Tipo de acción:

Fresca, refrescante.
Sedante (flores).
Control de procesos líquidos, secreción (frutas).

Área de acción:

Sistema digestivo, riñones, hígado.
Sistema nervioso.

Indicaciones:

Inflamaciones, enfermedades infecciosas.
Exceso de líquidos (obesidad).
Sobresensibilidad, tensión nerviosa.

El género cítricos

El aceite esencial proveniente del azahar se obtiene de la destilación de las flores.

La destilación de las hojas produce el petitgrain.

Los aceites esenciales de bergamota, lima, limón, mandarina, naranja y toronja, son extraídos de la cáscara de las frutas por medio de presión fría.

Extremadamente prolíficos (cada árbol puede producir hasta cien frutos) profundamente enraizados y densamente ramificados, los cítricos controlan perfectamente la interacción de las dos poderosas corrientes de fuerzas opuestas: fuerzas centrífugas que jalan poderosamente las fuerzas terrestres, cargándolas de elementos fluidos vitalizados de exhuberancia tropical, y fuerzas cósmicas de luz y calor que son absorbidas por las hojas, la corteza, la madera, y la fruta. Su proceso floral energético, y su fragancia ligera, suave, casi etérea y muy persuasiva, sugiere un organismo etéreo penetrado intensamente por la periferia de la esfera astral. Las frutas cítricas son líquido, pero están rodeadas por una cubierta dura formada por las fuerzas del aire y del calor.

Los cítricos luchan contra las disolventes fuerzas centrífugas del mundo tropical. Su acción es refrescante, vivificadora y tónica, y tiende a reunir los elementos constitutivos del cuerpo.

El área floral expresa un estímulo suave, delicioso y calmante, revelador de los notables poderes sedantes y antidepresivos de las flores. La fragancia de las hojas gruesas y vigorosas es menos refinada, más cercana al corazón y al suelo, así como ligeramente amarga. Su acción es, por tanto, vigorizante, reconfortante y casi materialista, incluso comparada con el etéreo azahar.

Azahar (Flor del naranjo; *Citrus vulgaris*)

El verdadero azahar se extrae de la flor del naranjo amargo (o *biguarade*). Sin embargo, otras flores de cítricos también se destilan (naranja dulce, limón, mandarina).

Se produce en Francia, España, norte de Africa, Italia, y recientemente en las islas Comoro.

Es uno de los aceites más caros, y en consecuencia, ampliamente adulterado.

Fragancia: una de las esencias florales más finas; dulce, suave, deliciosa, ligeramente eufórica.

Se emplea en colonias y perfumes caros, se mezcla bien con casi cualquier aceite y es de utilidad como base de una mezcla floral.

Originario de China, donde sus flores eran empleadas tradicionalmente en cosméticos, los naranjos crecen ahora alrededor de todo el Mediterráneo, en los Estados Unidos, y en Centro y Sur de America.

El azahar ya se estaba produciendo a principios del siglo XVI. Se convirtió en un perfume de moda cuando la duquesa de Neroli empezó a usarla para aromatizar sus guantes.

Propiedades medicinales:

Antideprimente, antiespasmódico, sedante.
Disminuye la amplitud de las contracciones musculares del corazón.
Afrodisíaco.
Estimulante de la chacra del corazón.

Indicaciones:

Insomnio, histeria, ansiedad, depresión, tensión nerviosa.
Palpitaciones.
Diarrea debida al estrés.
Cuidado de la piel (piel seca o sensible).
Aflicción, crisis emocional.

La hidrolasa obtenida por destilación es más conocida comunmente como agua de flor de naranja; se usa ampliamente para el cuidado de la piel y para hacer pasteles.
Es calmante, digestivo y carminativo.
Es un remedio suave para los cólicos de bebés y para que concilien el sueño.

Bergamota (*Citrus bergamia*)

Se produce en Italia, Costa de Marfil y Guinea.
Presión fría de la cáscara de la fruta; el aceite es amarillo verdoso, esmeralda.
Fragancia: dulce, cítrica, con nota floral.
Ampliamente usada en perfumería. Se mezcla perfectamente con casi cualquier tipo de aceite y da un toque perfecto de distinción.

Propiedades medicinales:

Antiespasmódico.
Antiséptico.

Cordial, tónico, estomacal, digestivo.
Vulnerario.

Indicaciones:

Cólicos, infección intestinal, parásitos intestinales, estomatitis.
Cuidado de la piel.

Lima (Citrus limetta)

Se produce en Florida, América Central e islas del Caribe.

El aceite se extrae de la cáscara por presión fría o por destilación. El aceite presionado en frío es muy superior al aceite destilado y va de color oro a amarillo verdoso.

Fragancia: fresca, verde, muy grata. Similar al de bergamota en el aceite obtenido por presión fría y mucho más pesada en el aceite destilado.

Las indicaciones y diversos usos de la lima son iguales a los del limón (aunque su cualidad refrescante es más pronunciada). Hace una buena loción para después de rasurarse.

Limón (Citrus limonum)

Se produce alrededor de todo el mar Mediterráneo, y en California, Brasil, y Argentina.

Extracción por presión fría de la cáscara; el aceite va de amarillo a amarillo verdoso.

Tiene numerosos usos en perfumería, cosmetología, farmacopea, y en las industrias tanto alimenticia como de jabones.

Se mezcla bien con múltiples aceites dando una nota verde muy agradable.

Es uno de ls aceites esenciales con más versatilidad en la aromaterapia.

Propiedades medicinales:

Bactericida, antiséptico, estimulante de leucocitosis.
Estimulante, tónico.
Estomacal, carminativo.

Diurético.
Hepático.
Diluye la sangre, agente hipotensivo.
Depurativo.
Antirreumático.

Indicaciones:

Enfermedades infecciosas.
Anemia, astenia.
Varicosis, artereoesclerosis, hiperviscosidad de la sangre, hipertensión.
Reumatismo.
Dispepsia, flatulencia.
Congestión hepática.
Enfermedades de la piel, cuidado de la piel.
Herpes.
Profusamente espinado, con hojas muy gruesas, y la fruta más ácida del reino vegetal, el pequeño limonero da la impresión de frescura, optimismo, arrojo y fuerza. Aquí, la dialéctica del fuego/agua se resuelve en el aspecto refrescante. La fruta está estructurada estrechamente bajo una cáscara bastante fuerte; expansión, dilatación e inflación, están bajo control.

Mandarina (Citrus reticulata)

Se produce en Italia (mandarina) y en Estados Unidos (tangerina)
El aceite de la mandarina es mucho más fino que el aceite de la tangerina (un híbrido).
Fragancia: más dulce que la de la naranja, reminiscente de la bergamota.
Originaria de China, la mandarina es la fruta cítrica más delicada; tradicionalmente se le ofrecía a los madarines (de ahí su nombre de mandarina). Las propiedades medicinales de la mandarina son muy similares a aquellas de la naranja. Las propiedades sedantes y antiespasmódicas, sin embargo, son más pronunciadas.

Indicaciones terapéuticas específicas: Antiespasmódica, calmante, ligeramente hipnótica, tensión nerviosa, insomnio, epilepsia.

El árbol de la mandarina es sin duda el más suave de todos los naranjos. Las hojas son delicadas, la fruta es muy dulce, y el sabor es muy refinado. La cáscara es suave y la fragancia es casi exótica. Su acción calmante en los centros nerviosos es, por tanto, muy pronunciada.

Naranja (*Citrus auranthium*)

Se produce en España, norte de Africa, Estados Unidos, y Centro y Sur
   América.
   El aceite es anaranjado.
   Tiene numerosos usos en medicina y en la industria alimenticia.

Propiedades medicinales:

Febrífugo.
   Estomacal, digestivo.
   Antiespasmódico, sedante, tónico cardíaco.

Indicaciones:

Fiebre.
   Indigestión, dispepsia, flatulencia, espasmos gástricos.
   Cuidado de la piel, arrugas, dermatitis.
   Problemas nerviosos.
   El *biguarade*, o naranja amarga, tiene más espinas que el limón; la fuerte amargura de su fruta indica una afinidad especial con el hígado.
   En la naranja dulce, las cualidades se suavizan: no más espinas, y la fruta es totalmente comestible. Los procesos de agua ya no son tan cerrados. Las propiedades calmantes son más pronunciadas.

Petitgrain (Hojas de naranja amarga)

Al igual que el azahar, el verdadero petitgrain (o petitgrain *biguarade*)
   se obtiene destilando las hojas del naranjo amargo, También se
   producen petitgrain bergamota, petitgrain limón y petitgrain mandarina.
   Areas de producción: igual que el azahar.
   Fragancia: fresca, vigorizante, ligeramente floral con un toque
amargo.

Ampliamente usado en farmacopea y perfumería (es el ingrediente básico de muchas colonias). Se mezcla bien con casi cualquier aceite.

Indicaciones terapéuticas específicas:

Digestión dolorosa, sedante del sistema nervioso.
Tónico, estimulante intelectual, refuerza la memoria.

Toronja (Citrus paradisi)

Se produce mayormente en los Estados Unidos.
Tiene varios usos en perfumería y en la industria alimenticia.
Se mezcla bastante bien con otros aceites cítricos de geranio y de cedro.
Indicaciones terapéuticas específicas:

Obesidad.

SÁNDALO (Santalum albumu; Santaláceas)

Se produce en la India, Indonesia, y China.
Destilación del interior de la madera; el aceite es grueso y amarillo.
Fragancia: característica (persistente, madera, dulce especiada, oriental).
Muy buen fijador, muy usado en perfumes de categoría, y frecuentemente adulterado.
Arbol sagrado de la India desde la antigüedad, el sándalo se menciona en los viejos libros en chino y en sánscrito. Se usaba amplimente como incienso en las ceremonias religiosas, así como en medicina y en cosméticos.

Órganos: Vías genitourinarias

Propiedades medicinales:

Antiséptico genitourinario, diurético.
Antidepresivo, tónico, afrodisíaco.
Antiespasmódico.
Astringente.

Indicaciones:

Infecciones genitourinarias; gonorrea, blenorrea, cistitis y colibacilosis.
Impotencia.

UMBELÍFERAS (Plantas del elemento aire)

Aceites esenciales de la familia: alcaravea, angélica, semilla de anís, cilantro, comino, hinojo, ligústico, zanahoria.
Otros aceites de interés: biznaga, asafétida, apio, gálbano, perejil.

Esta familia se caracteriza por la extrema división de las hojas, terminando en una explosión aérea en plantas tales como el hinojo o el anís. La hoja es el órgano de interacción y confrontación entre aire y agua, luz y obscuridad. Las umbelíferas son, obviamente, muy sensibles a esta confrontación. La interacción de aire, luz, agua, y tierra a través de estas hojas extremadamente ramificadas, da nacimiento, en un proceso de contracción, a una raíz fuerte o vigoroso rizoma, que queda bajo tierra durante un año o más. Este órgano subterráneo atrae las fuerzas cósmicas bajo el suelo. Entonces la vegetación crece rápidamente en una radiante explosión, hasta que alcanza la corona final de la florescencia con su radiante umbela, con cada rama de la umbela dividiéndose a su vez en umbélulas.

La interacción especial de esta familia con el elemento aire, se enfatiza después por su habilidad de incorporar aire dentro de sí misma en tallos huecos, semillas huecas e incluso en rizomas huecas.

En la planta arquetipo, la interacción entre el organismo etérico de la planta y las fuerzas astrales que la rodean tiene lugar en el área de la flor. Este proceso se manifiesta en los colores y fragancia de la flor y la formación de néctar. Las umbelíferas atraen fuerzas cósmicas en sus hojas, en su tallo, y también en el rizoma. Sus substancias aromáticas son, por lo tanto, más pesadas, agrias y menos refinadas que los aromas florales.

En realidad, las umbelíferas inician su proceso fructificante en las hojas, o hasta en la raíz. Producen algunos de los vegetales más sabrosos (zanahoria, apio, hinojo) y condimentos (perejil, cilantro, semilla de la alcaravea, comino, anís, perifollo, etc.).

Además de este movimiento descendente, hay también un movimiento ascendente de los mucílagos y gomas, lo que es otra característica de esta familia.

La acción terapeútica de las umbelíferas es así fácil de entender. En primer lugar, tienen una afinidad obvia con el sistema digestivo (especialmente el intestino). Existe también una fuerte acción en las secreciones y el sistema glandular. Finalmente, son útiles en enfermedades de la respiración. Según Robert Tisserand en *Aromaterapia para curar y vigilar el cuerpo*, "la regeneración con aceites naturales de los tejidos en el hígado de las ratas ha sido demostrada, particularmente con los aceites de cuatro semillas, comino, hinojo, apio y perejil" (pertenecientes todas a la familia umbelífera). El aceite de semilla de zanahoria ha sido empleado exitosamente para combatir el proceso de envejecimiento de la piel.

Tipo de acción:

Acumulación / excreción, eliminación.
Secreción (diurético, sudorífico, expectorante).
Regulación del proceso aéreo en el organismo (carminativo, antiespasmódico).
Regeneración de tejidos.

Campo de acción:

Sistema digestivo (especialmente intestinos), sistema glandular.
Sistema respiratorio.

Indicaciones:

Problemas digestivos e intestinales, acumulación de gas.
Espasmos (digestivos, respiratorios, circulatorios).
Problemas glandulares.

Alcaravea (*Carum carvi*)

Se produce en el norte de Europa.
Destilación de semillas; el aceite es algo amarillento.
La semilla de alcaravea se usa en pastelería y en la elaboración de manjares finos en el norte de Europa y en los países árabes. Sus propiedades medicinales son muy parecidas a las del anís.

Propiedades medicinales:

Carminativo.
Antiespasmódico.
Estimulante general (digestivo, respiratorio, cardíaco). Diurético.

Indicaciones:

Problemas digestivos e intestinales.
Aerofagia, acumulación de gas, fermentaciones.
Dispepsia nerviosa, migraña digestiva.
Roña, sarna (perros) (ver Valnet).

Angélica (*Angelica archangelica*)

Se produce en Bélgica, Francia y Polonia.
El aceite se obtiene de semillas o raíces y es casi incoloro.
Fragancia: balsámica, agradablemente aromática, ligeramente almizclada.
En el norte de Europa crecen diversas variedades de angélica. Las principales son *Angelica sylvestris* (silvestre) y *Angelica archangelica* (doméstica, cultivada). La planta era muy apreciada por los médicos del Renacimiento. Paracelso afirmaba que había sido de gran ayuda en 1510 durante la epidemia de peste en Milán.

Propiedades medicinales:

Depurativo, sudorífico.
Estomacal, digestivo, aperitivo.

Indicaciones:

Afecciones nerviosas relacionadas con el sistema digestivo (calambres, espasmos, aerofagia, migrañadigestiva).
Estómago débil.
Astenia, anemia, anorexia, raquitismo, cardiopatías neurovegetativas.
Enfermedades pulmonares (bronquitis, gripe, neumonía, pleuresía).
Gota (compresas, masajes).

Esta planta vigorosa y prolífica del elemento aire (con tallo hueco) crece en tierras profundamente húmedas y climas de temperatura bastante fresca. (Crece de manera silvestre en la proximidad de los arroyos y canales de irrigación). Por lo tanto, es una típica planta de eliminación. Ayuda a eliminar toxinas, purifica la sangre y la linfa, y estimula el sistema glandular. Se recomienda para la debilidad y el nerviosismo, así como para convalecientes y ancianos.

Anís, semilla de (*Pimpinella anisum*)

Se produce en España, Egipto, norte de Africa y Rusia.
Destilación de la semilla; el aceite es ligeramente amarillo.

Mencionado en los Vedas y en la Biblia, el anís era considerado como una de las principales plantas medicinales en China, India, Egipto, Grecia y Roma. Según Pitágoras, es un carminativo excelente y un gran aperitivo.

Propiedades medicinales:

Estomacal, carminativo, antiespasmódico.
Estimulante general (digestivo, respiratorio, cardíaco).
Galactogogo.
Diurético.
Afrodisíaco.
Estupefaciente a dosis altas.

Indicaciones:

Dispepsia nerviosa, aerofagia, acumulación de gas, migrañas digestivas.
Leche insuficiente (madres criando).
Impotencia, frigidez.
Epilepsia.

A diferencia de la mayoría de las umbelíferas, el anís tiene flores y semillas desde su primer año. Solamente en un clima muy seco pueden madurar cabalmente las semillas. Las fuerzas del calor son así condensadas en estas pequeñas semillas de anís, cuyo sabor es acuoso y ardiente. Las propiedades medicinales del anís son, por lo tanto, las mismas que las de casi todas las otras plantas de este tipo, pero su poder antiespasmódico expectorante se acentúa con un efecto narcótico, e incluso estupefaciente.

Cilantro (*Coriandrum sativum*)

Se produce en el norte de Africa, España y Rusia.
Destilación de las semillas; el aceite es algo amarillo.
Semillas de cilantro encontradas en tumbas egipcias prueban que ya eran usadas desde los tiempos de Ramsés II. Teofrasto, Hipócrates, Galeno y Plinio hacen referencias a sus propiedades como estimulante, carminativo y digestivo.

Propiedades medicinales e indicaciones:

Igual que todas las umbelíferas (aerofagia, digestión, flatulencia, espasmos).
Estupefaciente en dosis altas.

Comino (*Cuminum cyminum*)

Se produce en el norte de Africa y en el Lejano Oriente.
Destilación de las semillas; el aceite es algo amarillo.
Fragancia: amarga, anisada, aromática.
Originario de Egipto, el comino es un pariente cercano del cilantro. Era una especia tradicional en el Medio Oriente y es uno de los ingredientes del curry. Es un excelente estimulante digestivo, que debe, sin embargo, usarse con mucho cuidado, ya que puede provocar iritación de la piel.

Propiedades medicinales e indicaciones:

Igual que todas las umbelíferas (aerofagia, digestión, flatulencia, espasmos).

Hinojo (*Foeniculum vulgare*)

Se produce en España, norte de Africa, India y Japón.
Destilación de las semillas: el aceite es amarillento.
Fragancia: fuerte, anisada, alcanforada.
Usado en India, Egipto y China. En la Edad Media, era empleado para prevenir la brujería y como protección contra los espíritus malignos.

Propiedades medicinales:

Aperitivo, estomacal, carminativo.
Emenagogo, galactogogo.
Diurético.
Antiespasmódico.
Laxante.

Indicaciones:

Dispepsia, flatulencia, problemas digestivos, aerofagia.
Amenorrea, problemas menopáusicos.
Insuficiencia de leche.
Oliguria, obesidad, cálculos renales.

Ligústico (*Levisticum officinalis*)

Se produce en Francia y en Bélgica.
Destilación de las raíces; el aceite es algo amarillo.
Fragancia: almizclada, terrosa.

Propiedades medicinales:

Estimulante intestinal y renal.
Diurético.
Drena los líquidos, desintoxicador.

Indicaciones:

Afecciones renales (cistitis, nefritis, albuminuria,etc).
Retención de agua, edema.
Fermentación intestinal.

Zanahoria (*Daucus carota*)

Se produce en Francia, Egipto y la India.
Destilación de semillas; el aceite es algo amarillo.
Fragancia: característica (azanahoriada).
La zanahoria se ha venido empleando desde el siglo XVI como carminativo, diurético y hepático, así como para enfermedades de la piel.

Propiedades medicinales:

Depurativo, hepático.
Emenagogo.
Diurético.

Indicaciones:

Ictericia, desórdenes hepatobiliares.
Favorece la menstruación y la concepción. Enfermedades de la piel.

VERBENA (hierbaluisa) (*Lippia citriodora*; Verbenáceas)

Se produce en el sur de Francia y el norte de Africa.

Destilación de las ramas; el aceite es amarillo verdoso.

Fragancia: fresca y alimonada, similar a la del té de limón, pero más refinada.

Existe mucha confusión sobre este aceite porque muchos aceites esenciales son llamados verbena impropiamente. Verbena india es una variedad del té de limón, en tanto que la verbena exótica es Litsea cubeba, ambas plantas de la familia gramínea (busque estas plantas en la sección de gramíneas).

Originario de Chile y Perú, la auténtica hierba luisa es un pequeño arbusto con abundantes hojas. Las hojas se destilan con vapor para la producción del aceite. El rendimiento es muy bajo, lo que hace que el auténtico aceite de hierba luisa resulte escaso y muy caro. La producción mundial del aceite es limitada y representa solamente una pequeña parte del aceite que se comercia (le dejo a usted que adivine de donde sale el resto).

El auténtico aceite de hierba luisa es un aceite adorable que da un toque fresco y alimonado a las mezclas. Se usa mejor con un difusor.

Propiedades medicinales:

Estimulante digestivo y del hígado.
Refrescante, febrífugo.
Sistema neurovegetativo. Calmante en dosis pequeñas.

Indicaciones:

Nerviosismo, insomnio, taquicardia.
Problemas digestivos.

YLANG YLANG (*Unona odorantissimum*; Anonáceas)

Ylang ylang es pariente cercano del cananga (*Canaga odorata*). De hecho, es posible que ambos sean un mismo árbol; la ligera diferencia entre sus aromas dependería entonces del país productor y del método de destilación.

Se produce en la Isla de la Reunión, las islas Comodoro, Madagascar, Java, Sumatra y Filipinas.

La destilación de las flores es una operación delicada que dura días y produce hasta seis calidades diferentes, desde superior-extra a quinto grado. El "completo", o sea, el aceite entero, es el que debe usarse en aromaterapia. El aceite es amarillento y almibarado.

Fragancia: dulce, voluptuosa, exótica (incluso enfermante para algunas personas).

Es un muy buen fijador.

El Ylan ylang, que significa "flor de flores", es un árbol que crece hasta dieciocho metros de altura y da preciosas flores amarillas. En Indonesia la gente las extiende sobre la cama de los recien casados en su noche de bodas. En las islas Molucas, la gente empapa ylang ylang y flores cucuma, en aceite de coco para preparar un ungüento llamado borri-borri, que usan para el cuidado de la piel de la cara, del pelo, para enfermedades de la piel y para prevenir la fiebre.

Según R. W. Moncrieff, "el aceite de ylang ylang tranquiliza e inhibe el disgusto nacido de la frustración."

Propiedades medicinales:

Hipotensión.
Afrodisíaco.
Antidepresivo, sedante, eufórico.
Antiséptico (para infecciones intestinales).

Indicaciones:

Taquicardia, palpitaciones.
Hipertensión, hipernea.
Depresión, tensión nerviosa, insomnio.
Impotencia, frigidez.
Cuidado de la piel.

OCHO

El arte de mezclar

Como lo he mencionado antes, la aromaterapia actúa en distintos niveles. En el nivel físico, los aceites esenciales son capaces de curar la mayor parte de las enfermedades comunes. Los aceites esenciales tienen también una acción profunda sobre el nivel de energía, y afectan profundamente las emociones y la psiquis. Lo que es más importante, la aromaterapia tiene una dimensión definitivamente divertida, juguetona y dionisíaca; es divertida, aligeradora y confortante. A diferencia de la terapia agresiva, de realización pesada, en la que primero hay que sufrir para merecer la mejoría, ¡la diversión es parte del tratamiento aromático!

Mezclar es una parte muy importante de la aromaterapia. Le permite a uno brindar tratamientos precisos y exactos, y esto se suma a la diversión. Mezclar es la parte creativa de la aromaterapia, es un arte. Y como cualquier arte requiere de un equilibrio entre práctica e intuición. Existen algunas reglas básicas, pero las reglas no crearán una obra de arte si no existe la dosis apropiada de intuición.

La naturaleza ofrece cientos de aceites esenciales. En la práctica usted puede encontrar disponible en el mercado de cincuenta a ochenta de los aceites más comunes (tales como lavanda, limón, bergamota, cedro e ylang ylang) así como otros más exóticos y poco usuales (como cisto, siempreviva, ligústico y toronjil). Actualmente existen en Estados Unidos proveedores de muy buena reputación, que ofrecen una selección amplísima de aceites. Pero a través de las mezclas se tiene acceso a una infinidad de variaciones.

EL CONCEPTO DE SINERGIA

Como casi todo lo que está influído por las fuerzas de la vida, la aromaterapia no se somete a las leyes de las matemáticas. El todo no es la suma de sus partes: 2 más 2 no es igual a 4; puede ser igual a 3 o a 5, o a veces, ¡hasta a 10! Siempre que el todo es mayor que la suma de sus partes, se produce el fenómeno llamado sinergia. Algunos aceites esenciales tienen poder mutuo de incremento, en tanto que otros pueden tener poderes recíprocos de inhibición. La combinación de aceites que se incrementan unos a otros, es sinergia. La sinergia permite al terapeuta ser preciso en el tratamiento.

La creación de sinergias es una parte muy importante de las mezclas. Requiere de un conocimiento profundo de los aceites esenciales, una buena cantidad de experiencia, y mucha intuición. Además, las sinergias dependen de los contextos. Una combinación dada de aceites puede ser una sinergia excelente para un paciente, pero inapropiada para otro.

Para lograr crear una buena sinergia, debe tenerse en cuenta no sólo la sintomatología que se ha de tratar, sino la causa oculta del desorden, el terreno biológico, y los factores psicológicos o emocionales involucrados.

Todo esto puede parecer desalentador para los principiantes, pero si usted sigue unas cuantas reglas básicas, logrará crear buenas mezclas.

Primero que nada, no mezcle más de tres o cuatro aceites al mismo tiempo hasta que haya adquirido suficiente experiencia.

No haga mezclas de efectos opuestos (como aceite sedante con aceite estimulante).

Revise a fondo las propiedades de los aceites que quiere mezclar y asegúrese de que se complementan en beneficio del paciente específico que usted desea tratar.

Finalmente, una mezcla tiene que ser agradable para el paciente. Esto bien puede ser el punto más importante de las mezclas. Una vez que haya seleccionado los aceites que serán eficaces para su paciente, estudie la compatibilidad de sus fragancias, y ajuste la mezcla en consecuencia. A continuación daré algunas reglas básicas, así como algunas mezclas fundamentales que pueden usarse con provecho en las enfermedades comunes.

LOS PRINCIPIOS DE LA MEZCLA

Para el efecto de las mezclas, los aceites esenciales se clasifican en notas altas, notas medias y notas base. Una buena composición de perfume debe equilibrar armoniosamente estas tres categorías de fragancias.

Yo he añadido mi propia clasificación, que los divide en modificadores, acrecentadores y ecualizadores. Cuando se trabaja con fragancias, cualquier clasificación tiene que ser sumamente subjetiva. Diferentes autores estarán en desacuerdo respecto a la clasificación de algunos aceites. No obstante que la información contenida en muchas partes de este libro la he cotejado sistemáticamente contra otras opiniones, al hacer esta clasificación, me he fundado en mis propias experiencias y conocimiento de los aceites. Propongo a mis lectores que hagan lo mismo tan pronto como su propia experiencia se lo permita. Estas clasificaciones solamente son herramientas y como tales deben tomarse. Si usted encuentra una clasificación mejor, no dude en usarla.

Notas altas

Las notas altas le llegarán primero por su fragancia. No son muy duraderas, pero son de gran importancia en una mezcla, puesto que dan la primera impresión de la misma. Las notas altas características son la bergamota, petitgrain, azahar, limón, lima, naranja (de hecho, todos los cítricos), té de limón, hierbabuena, tomillo, canela y clavo. Las notas altas son agudas, penetrantes, volátiles, y frías o calientes, pero nunca cálidas.

En tanto que algunas notas altas pueden ser usadas con bastante generosidad (limón, bergamota, petitgrain), las más agudas deben usarse en cantidades muy pequeñas (canela, clavo, tomillo).

Notas medias

Las notas medias son aquellas que le dan cuerpo a las mezclas, suavizan las orillas agudas y redondean los ángulos. Notas medias típicas son el palo de rosa, geranio, lavanda, camomila y mejorana. Son cálidas, redondeadas, suaves y tiernas. Frecuentemente son acrecentadores de las mezclas (véase la sección Acrecentadores de mezclas), o sea, son aceites que se añaden a la mezcla no tanto por sus propiedades medicinales, sino por la calidad de su fragancia.

Es típico que las notas medias formen el meollo de la mezcla (del 50% hasta el 80%).

Notas bajas

Las notas base (o fijadores) profundizan su mezcla y la atraen hacia la piel, dándole raíces y permanencia. Las notas base características son el cisto, salvia silvestre, pachulí, mirra, incienso, cedro y vetiver. Cuando se aspiran de la botella, las notas base pueden parecer un tanto tenues, pero cuando se aplican a la piel reaccionan con fuerza y sueltan su poder, el cual permanece durante varias horas, o incluso días, si son fijadores animales, tales como el almizcle o el civeto.

La primera impresión que se recibe de un fijador no es necesariamente muy agradable (el almizcle y el civeto son definidos como detestables, en tanto que el pachulí le desagrada a muchas personas y el vetiver o el cisto parecen bastante extraños), pero ningún perfume decente podría elaborarse sin ellos. Deben ser usados con parquedad, de tal modo que no dominen la combinación (rara vez significan más del 5% de cualquier mezcla). Finalmente, cuando no son realmente necesarios para un mezcla de difusor (aunque le den profundidad) son absolutamente indispensables en cualquier preparación destinada a aplicarse sobre la piel.

Las notas base son hondas, intensas, profundas. La mayor parte de ellas tienen usos rituales y tradicionales. Generalmente afectan a los chacras y tienen efectos profundos en los planos mental, emocional, y espiritual, así como en el cuerpo astral.

Los aceites esenciales poseen una composición química bastante compleja, y por ello , muchos aceites tienen notas en varias categorías. Algunos aceites cubren, incluso, todo el espectro desde la nota alta a la nota base. Tal es el caso del ylang ylang o del jazmín (con predominio en las notas medias y base), y del de rosa (con prodominio en las notas alta y media). Puesto que tales aceites están muy equilibrados, no es de sorprenderse que sean lo más agradable que puede brindar la naturaleza. En realidad, pueden usarse por sí solos como perfume.

Ecualizadores de mezclas

Los ecualizadores de mezclas son aquellos aceites que le permiten a usted deshacerse de las agudezas. Llenan los vacíos y ayudan a que su mezcla fluya armoniosamente. Ellos controlan la intensidad de sus ingredientes más activos.

En su mayoría, los ecualizadores de mezclas dependen del contexto, o sea, cumplen mejor con ciertos tipos de mezclas.

El palo de rosa y la mejorana silvestre española son ecualizadores universales.

La naranja y la mandarina son excelentes con cítricos (azahar, petitgrain, bergamota), con especias (clavo, canela nuez moscada, y con fragancias florales (ylang ylang, jazmín, rosa y geranio).

El abeto y el pino mejoran enormemente las mezclas de mirtáceas o coníferas.

El principal objeto de los ecualizadores de mezclas es mantener la mezcla amalgamada, pero sin tener mayor efecto sobre la personalidad de las notas distintivas. Pueden usarse en cantidades bastante grandes (hasta 50%), especialmente en aquellas mezclas que requieren el uso de algunos de los aceites más agudos.

También se emplean con mucha ventaja los aceites preciosos tales como rosa, jazmín, azahar y toronjil.

Modificadores de mezclas (o personificadores)

Las fragancias más intensas (tales como clavo, canela, hierbabuena, tomillo, camomila azul, cisto, pachulí) deberían usarse con cautela (no más del 2% o el 3%).

Estos aceites esenciales tienen el poder de afectar seriamente la calidad de la fragancia global de sus mezclas, incluso empleándose en proporciones muy bajas (tan bajas como el 1%). Se encuentran en cada extremo del espectro y son responsables de la agudeza o las raíces profundas. Son también los que le dan a su mezcla ese toque muy especial y apoyan su personalidad distintiva (pero una gota de más puede matar tal efecto). Si su mezcla resulta sosa y sin interés, añadiéndole este aceite —a su propio riesgo y gota por gota— puede mejorarla.

Acrecentadores de mezclas

Entre los modificadores y los ecualizadores se ubican los acrecentadores. Pertenecen a esta categoría: bergamota, cedro, geranio, salvia sillvestre, lavanda, limón, lima, *litsea cubeba*, palmarosa, sándalo, pinabete, y ylang ylang, y (para los aceites preciosos) jazmín, rosa, azahar, y mirra.

Aceites como el cayeputi, eucalipto, niaouli y romero podrían encuadrarse en esta categoría, no obstante que se usan más en mezclas para inhalaciones (difusor, sauna, baño de vapor).

Estos aceites tienen una fragancia agradable por sí misma. Tienen suficiente personalidad para modificar su mezcla y darle un toque personal, en tanto no la sobrepasen al usarse en demasía. Los acrecentadores pueden llegar a constituir el 50% de su mezcla, con cada aceite individual rara vez presente en más del 15%.

DOSIS Y PROPORCIONES PARA HACER ALGUNAS PREPARACIONES BÁSICAS

Una vez que haya preparado usted su mezcla, la usará como está, o sea, sola, únicamente en inhalaciones (difusor, sauna o vapor).

Para emplearla con casi cualquier otro propósito, necesitará añadirle algo de su mezcla a un portador. Las siguientes sugerencias le ayudarán a determinar las dosis apropiadas para las preparaciones más comunes.

Aceite para masaje: Masaje de cuerpo entero.
    50 gotas de mezcla en 4 oz. de aceite portador.

Aceite concentrado para masaje: Para dar masaje a un área local, como la parte baja de la espalda, caderas, piernas, esta dosificación está indicada para el tratamiento de males como celulitis, reumatismo, lesiones deportivas, calambres estomacales, etc.
    50 gotas de mezcla en 2 oz. aceite portador.

Pomada o ungüento: Para males agudos y uso restringido, como para emplearlo en puntos de acupuntura y chacras, dolores agudos musculares o de coyunturas.
    50 gotas de mezcla en 1 oz. de aceite portador.

Aceite facial: 10 gotas de mezcla en 1 oz. de jojoba o aceite portador.

Gel para el baño, aceite para el baño: 1/2 oz. de mezcla en 12 oz. de gel o aceite neutros.

Loción: 40 gotas de mezcla en 4 oz. de loción neutra.

Champú o acondicionador: 50 gotas de mezcla en 4 oz. de champú o acondicionador neutros.

Aceite para el pelo: 50 gotas de mezcla en 2 oz. de aceite de jojoba. Véase también el Capítulo V (Cómo usar los aceites esenciales) para información más detallada de las diversas preparaciones.

Los portadores

Muchos aceites vegetales pueden ser usados como portadores para las preparaciones de aromaterapia. A continuación, algunos de los beneficios de los portadores más comunes.

Aceite de hueso de albaricoque: un aceite fino y nutritivo, recomendado especialmente para el cuidado de la piel.

Aceite de aguacate: mayormente usado en el cuidado de la piel por sus propiedades nutritivas y restauradoras, así como por su alto contenido vitamínico.

Aceite de borraja: muy popular en Europa para el cuidado de la piel. Tiene uno de los contenidos más altos (19-24%) de ácido gramalinoleico (GLA), que es el origen de una clase de protoglandina. Incrementa la función protectora de las células de la piel y refuerza la piel como una membrana protectora. Las investigaciones han demostrado que el GLA aplicado a la piel se incorpora a las moléculas fosfolípidas. Se recomienda para aceites faciales por su poder rejuvenecedor. Debe conservarse refrigerado.

Canola: "aceite canadiense," de la semilla de naba, un aceite antiquísimo hace poco tiempo redescubierto. Es muy ligero e inodoro y penetra fácilmente, lo que lo hace muy buen aceite base para masaje. Su alto contenido de ácido linoleico evita que se arrancie.

Margarita de la tarde: un aceite caro, rico en ácido gama- linoléico, y por consiguiente, excelente para el cuidado de la piel. Yo recomiendo añadir pequeñas cantidades al aceite facial. Este aceite, por ser no saturado, se arrancia rápidamente y debe guardarse en refrigeración.

Aceite de semilla de uva: un aceite bastante nuevo en el mercado americano que se está tornando muy popular entre expertos en belleza y masajistas terapéuticos. Muy ligero e inodoro, se absorbe facilmente a través de la piel. Limpiador y tonificante.

Aceite de avellana: humectante, nutritivo, este aceite tiene numerosos usos en las preparaciones para el cuidado de la piel (crema para el cutis, aceites para masajes, lápices labiales, etc.).

Aceite de jojoba: el aceite de jojoba es, en realidad, una cera, y por consiguiente no se arranca, lo que lo hace un portador ideal para aceites de perfume. Hay quienes opinan que puede tener una tendencia a obstruir los poros, mientras que otros autores lo encuentran muy emoliente y nutritivo para la piel. También es excelente para el cuidado del pelo (se recomienda para base de aceite capilar).

Aceite de rosa musceta: aceite extraído de la semilla del escaramujo chileno, también con alto contenido de ácido gamalinoléico. Es emoliente, nutritivo y regenerador de tejidos. Se recomienda para aceites faciales.

Aceite de ajonjolí: protección contra el sol. El sesamol y sesamolina son antioxidantes naturales (se encuentran solamente en el aceite virgen exprimido en frío).

Aceite de trigo germinado: rico en vitaminas E, A y B. Sus propiedades antioxidantes lo hace muy útil como aceite base en las preparaciones para prevenir el arranciamiento. Ayuda a regenerar los tejidos y mejora la elasticidad de la piel. Por ser más bien pesado y tener un olor bastante fuerte, se usa en pequeñas cantidades.

Sugerencia de base para aceite facial (preparación de 3 oz.):
Semilla de uva: 1 oz.
Jojoba: 1 oz.
Trigo germinado: 1/2 oz.
Margarita de la tarde, borraja o rosa musceta (o una combinación de las tres): 1/2 oz.

Sugerencia de base para aceite de masaje (preparación de 4 oz.):
Aceite canola: 2 oz.
Aceite de semilla de uva: 1.5 oz.
Aceite de trigo germinado: 0.5 oz.

El problema del arranciamiento

Excepto el aceite de jojoba, que es una cera, cualquier aceite vegetal eventualmente se oxida y se arrancia. Conserve sus bases en botellas obscuras bien tapadas y almacénelas en un sitio fresco (en el refrigerador, si no las usa muy seguido). Yo he observado que los aceites esenciales tienen propiedades antioxidantes, por eso las preparaciones de aromaterapia se conservarán más tiempo que los portadores solos. Tienen un margen de conservación, pero de cualquier forma se arrancian. Si se almacena en forma apropiada, cualquier preparación de aceite base debe durar por lo menos seis meses.

FÓRMULAS PARA ALGUNOS UNGÜENTOS COMUNES

Diversos manufactureros ofrecen en extenso surtido de combinaciones premezcladas con amplias indicaciones. (Aroma Vera, Inc., Ledet Oils, Original Swiss Aromatics; véase la sección Acrecentadores de mezclas).

De todos modos, yo lo animo a usted a preparar sus propias mezclas. Realmente, hacerlo se suma a la diversión y a la eficacia de su tratamiento de aromaterapia. Las fórmulas que verá a continuación le darán algunas guías y orientación. Una vez que conozca usted mejor el poder de los aceites, podrá crear sus propias mezclas.

FÓRMULAS PARA ACUMULACIÓN/ELIMINACIÓN Y PROBLEMAS RELACIONADOS

Acumulación, toxinas fluidos, eliminación de problemas		Celulitis		Obesidad, retención de agua	
raíz de angélica	5%	hinojo	10%	hinojo.	10%
semilla de alcaravea	5%	toronja	15%	toronja	25%
semilla de zanahoria	5%	tomillo rojo	5%	limón	20%
semilla de cilantro	5%	ciprés	10%	lima	10%
hinojo	10%	abedul	10%	naranja	10%
enebro	10%	geranio	10%	mandarina	10%
abedul	20%	limón	20%	tomillo rojo	5%
toronja	20%	romero	25%	abedul	10%
naranja	20%				

Métodos de aplicación: fricción/ungüento, baño, compresas, masaje, envolvimiento corporal.

Tratamiento complementario:
Dieta: tome mucho líquido (té de hierbas o agua), incluyendo un vaso en la mañana al despertar.
Disminuya la ingestión de carne, carbohidratos, lácteos y sal. Coma muchos vegetales crudos o hervidos (en particular raíces).
Haga ejercicio.
Celulitis: masajes, fricciones, duchas frías.
Obesidad: puede ser que necesite usted apoyo emocional o psicoterapia. Trate de crearse confianza en sí mismo. Sea bueno consigo mismo.

MENSTRUACIÓN Y PROBLEMAS RELACIONADOS; CICLO FEMENINO

Amenorrea, dismenorrea		Sistema reproductor femenino (regulación)		Frigidez	
manzanilla mixta	10%	manzanilla romana	5%	salvia silvestre	5%
manzanilla romana	5%	manzanilla alemana	5%	jazmín	10%
manzanilla alemana	5%	salvia silvestre	5%	rosa	10%
artemisa	10%	hinojo	5%	ylang ylang	20%
poleo	10%	rosa	5%	sándalo	10%
salvia silvestre	5%	mejorana	40%	mandarina	45%
hinojo	10%	lavanda	35%		
mejorana	20%				
lavanda	25%				

Menopausia		Síndrome premenstrual	
manzanilla romana	5%	salvia silvestre	10%
manzanilla alemana	5%	hinojo	10%
artemisa	5%	semilla de zanahoria	5%
salvia silvestre	5%	lavanda	20%
geranio	10%	mejorana	30%
bergamota	20%	artemisa	5%
lavanda	25%	palo de rosa	20%
jazmín	5%		
ylang ylang	20%		

Métodos de aplicación: baño, compresas, masaje, fricción/ungüento, ducha.

PROBLEMAS ARTICULARES Y MUSCULARES

Artritis		Dolores musculares y articulares		Reumatismo	
abedul	30%	abedul	40%	abedul	20%
raíz de jengibre	10%	orégano	5%	cayeputi	10%
enebro	10%	laurel	5%	raíz de jengibre	10%
mejorana	20%	pimienta	5%	enebro	10%
romero	20%	hierbabuena	20%	romero	10%
tomillo rojo	5%	botones de clavo	5%	tomillo rojo	5%
vetiver	5%	nuez moscada	10%	mejorana	20%
		romero	10%	nuez moscada	10%
				pimienta	5%

Métodos de aplicación: baños, compresas, masaje, cataplasma,
    fricción/ungüento.

Tratamiento complementario:

   Dieta: Tome mucho líquido (té de hierbas y agua).
   Disminuya la sal. Coma verduras crudas y hervidas.
   (apio, col, raíces).
   El masaje y el baño son particularmente indicados.
   Ejercicio moderado.

DESÓRDENES DE TIPO RESPIRATORIO

Bronquitis		Enfriamiento		Sistema respiratorio	
eucalipto	30%	pino	20%	cayeputi	20%
abeto	20%	pinabete	20%	eucalipto	20%
hisopo	10%	terebinto	20%	abeto	20%
lavanda	10%	eucalipto	20%	lavanda	20%
arrayán	10%	lavanda	20%	niaouli	10%
pino	10%			menta verde	10%
pinabete	10%				

Debilidad respiratoria			sinusitis	
abeto	40%		eucalipto	40%
pino	30%		lavanda	40%
pinabete	30%		menta verde	20%

Métodos de aplicación: difusor, compresas, masaje, fricción /ungüento.

Tratamiento complementario:

Ejercicios respiratorios, caminatas por el bosque o por la playa.
Dieta: disminuya la ingestión de carbohidratos y productos lácteos.

CIRCULACIÓN SANGUINEA Y DIGESTIÓN

Golpes		Circulación (varicosis, pies fríos, piernas cansadas)		Sistema digestivo		Fatiga, anemia convalecencia	
siempreviva	20%	resina de benzoína	15%	bergamota	10%	albahaca	10%
geranio	20%	hoja de canela	5%	semilla de alcaravea	5%	cardamono	10%
lavanda	50%	ciprés	20%	cardamono	5%	raíz de jengibre	10%
manzanilla azul	10%	limón	30%	semilla de cilantro	5%	enebro	5%
		orégano	10%	hinojo	5%	nuez moscada	10%
		geranio	20%	raíz de jengibre	5%	hierbabuena	10%
				toronja	10%	romero	30%
				limón	25%	menta verde	15%
				naranja	20%		
				mandarina	20%		

Métodos de aplicación (golpes): loción, fricción/ungüento.

Métodos de aplicación (circulación): baños, compresas, masaje, fricción/ungüento, envolvimiento corporal.

Métodos de aplicación (sistema digestivo): baño, masaje, fricción/ ungüento.

Métodos de aplicación (fatiga, anemia, convalecencia): baño, difusor, masaje, fricción/ungüento.

JAQUECA, IMPOTENCIA, ENFERMEDADES INFECCIOSAS

Jaqueca		Migrañas		Migrañas (origen digestivo)	
manzanilla romana	10%	lavanda	30%	albahaca	10%
hierbabuena	20%	mejorana	30%	manzanilla romana	10%
palo de rosa	40%	melisa	10%	raíz de jengibre	10%
menta verde	10%	hierbabuena	20%	lavanda	20%
lavanda	20%	menta verde	10%	mejorana	30%
				hierbabuena	20%
				menta verde	10%

Métodos de aplicación: compresas, difusor, masaje, fricción/ungüento.

Tratamiento complementario:

Relajamiento, ejercicios respiratorios.
Evitar comida pesada (carne, huevos, salsas demasiado condimen-
tadas , etc).
Ejercicio físico.

Impotencia (Mezcla Oriental)		(Mezcla especiada)	
salvia silvestre	10%	salvia silvestre	10%
jazmín	20%	raíz de jengibre	10%
sándalo misore	20%	nuez moscada	10%
ylang ylang	20%	pimienta	10%
palo de rosa	20%	hierbabuena	10%
vetiver	10%	sándalo misore	20%
		ylang ylang	20%
		vetiver	10%

Métodos de aplicación: baño, compresas, masaje, fricción/ungüento.

Tratamiento complementario:
Relajamiento, ejercicio. Evite el estrés. Coma proteínas y alimentos
de la tierra picantes (la carne puede ser recomendable) y evite el exceso
de alcohol.

Enfermedades infecciosas, epidemias (prevención)	
eucalipto	30%
lavanda	20%
arrayán	20%
hierbabuena	10%
árbol de té	10%
tomillo rojo	10%

Métodos de aplicación: baño, compresas, difusor, masaje, fricción/ungüento.

REPELENTES CONTRA INSECTOS

Pulgas		Mosquitos		Polilla	
lavanda	30%	toronjil	25%	lavanda	50%
lavandina	30%	geranio	25%	lavandina	50%
poleo	20%	té de limón	25%		
alhucema	20%	póleo	25%		

Métodos de aplicación (pulgas): difusor, fricción/ungüento, rociar áreas infestadas.

Métodos de aplicación (mosquitos): difusor, loción, fricción/ungüento.

Métodos de aplicación (polilla): difusor, alfarería perfumada.

INSOMNIO

manzanillla romana	10%	mejorana	20%
lavanda	20%	azahar	20%
mejorana	20%	naranja	20%
naranja	20%	mandarina	20%
mandarina	20%	ylang ylang	20%
ylang ylang	10%		

Métodos de aplicación: baño, difusor, masaje.

Tratamiento complementario:

Relajamiento, yoga, ejercicios respiratorios.
Ejercicio físico (trabajo al aire libre).
Evite el estrés.
Balancee su dieta. Se recomiendan vitaminas y minerales.

FÓRMULAS PARA PROBLEMAS EMOCIONALES, ESTRÉS, Y ESTIMULACIÓN CEREBRAL

Las mezclas en esta sección deben usarse en difusor, masaje y baño.

Ansiedad		Depresión (fórmula indulgente)		Depresión (fórmula inspiradora)	
resina de benzoína	10%	bergamota	10%	limón	10%
bergamota	10%	geranio	15%	lima	20%
salvia silvestre	10%	jazmín	10%	melisa	10%
jazmín	10%	petitgrain	10%	hierbabuena	10%
limón	10%	rosa	5%	petitgrain	20%
pachulí	10%	sándalo misore	10%	romero	20%
petitgrain	20%	ylang ylang	20%	tomillo, limón	10%
palo de rosa	20%	palo de rosa	20%		

Tratamiento complementario:
>   Relájese, sea bueno consigo mismo.
>   Inicie un proyecto nuevo. Se recomienda firmemente el ejercicio físico.
>   Balancee su dieta. Se recomiendan vitaminas y minerales.

Crisis emocional, pena		Neurastenia		Tristeza	
toronjil	10%	lavanda	20%	resina de benzoína	20%
azahar	10%	melisa	10%	palo de rosa	40%
rosa	10%	pachulí	10%	jazmín	10%
mandarina	60%	romero	40%	rosa	10%
sándalo	10%	tomillo, limón	20%	ylang ylang	20%

Tratamiento complementario:
>   Yoga, meditación. Se recomienda con firmeza la psicoterapia y el
> apoyo emocional.

Energía		Memoria (mala)		Fatiga mental	
resina de benzoína	10%	albahaca	10%	albahaca	20%
cedro	20%	botón de clavo	10%	cardamomo	20%
salvia silvestre	10%	raíz de jengibre	10%	raíz de jengibre	20%
abeto	30%	enebro	10%	hierbabuena	20%
pinabete	30%	petitgrain	30%	romero	20%
		romero	30%		

Tratamiento complementario:

Vitaminas y minerales.
Reducción de estrés.
Dieta balanceada (asegúrese de tomar suficientes proteínas).

Tensión nerviosa nerviosismo		Estrés		Tensión	
geranio	10%	cedro	15%	salvia silvestre	20%
lavanda	10%	salvia silvestre	10%	mejorana	20%
mejorana	20%	abeto	20%	lavanda	20%
melisa	10%	pino	15%	ylang ylang	20%
azahar	10%	pinabete	20%	petitgrain	20%
mandarina	30%	ylang ylang	20%		
ylang ylang	10%				

Tratamiento complementario:

Relajamiento (yoga o meditación).
Se recomiendan ampliamente masajes y baños.

FÓRMULAS PARA EL CUIDADO DE LA PIEL

Las siguientes mezclas se usarán en mascarillas, compresas, lociones, aceites faciales y corporales y envolvimientos del mismo.

Acné		Dermatitis		Arrugas	
bergamota	10%	cedro	10%	salvia silvestre	5%
enebro	5%	enebro	5%	incienso	5%
lavanda1	10%	lavanda	10%	mirra	5%
palmarosa	20%	*Litsea cubeba*	10%	pachulí	.5%
hierbabuena	5%	palmarosa	20%	rosa	10%
romero	10%	hierbabuena	10%	romero	20%
sándalo misore	10%	palo de rosa	20%	palo de rosa	30%
tomillo limón	30%	tomillo limón	15%	geranio	20%

Piel seca		Piel grasa		Piel sensible	
salvia silvestre	10%	salvia silvestre	10%	manzanilla romana	5%
jazmín	10%	ylang ylang	20%	siempreviva	5%
palmarosa	30%	lavanda	10%	jazmín	10%
romero	20%	limón	30%	azahar	10%
rosa	10%	geranio	20%	rosa	10%
sándalo	20%	incienso	10%	palo de rosa	60%

FÓRMULAS PARA EL CUIDADO DEL CABELLO

Para usarse en champú, enjuagues, lociones y aceites capilares.

Cabello graso		Pérdida del pelo crecimiento de pelo		Caspa	
cedro	25%	laurel	20%	cedro	20%
salvia	25%	salvia silvestre	10%	pachulí	20%
té delimón	25%	ylang ylang	20%	romero	20%
romero	25%	cedro	20%	salvia	20%
		romero	20%	té de limón	20%
		salvia	10%		

FÓRMULAS DE ENERGÍA, CHACRAS

Úsese en ungüento, difusor ymasaje.

Chacra de la coronilla		Tercer ojo		Chacra del corazón	
resina de benzoina	10%	cisto	10%	resina de benzoína	40%
cisto	5%	incienso	5%	melisa	10%
incienso	5%	mirra	10%	azahar	30%
mirra	10%	sándalo misore	20%	rosa	20%
sándalo misore	20%	pinabete	50%		
pinabete	40%	artemisa	10%		
rosa	10%				

Plexo solar		Chacra sexual		Chacra fundamental	
romero	30%	jazmín	20%	pimienta	40%
salvia	20%	ylang ylang	30%	vetiver	30%
limón	30%	sándalo	20%	incienso	30%
clavo	10%	mandarina	30%		
enebro	10%				

Yoga, meditación, rituales		Cuerpo astral		Centros psíquicos	
cedro	20%	lavanda	20%	cisto	5%
cisto	5%	mejorana	30%	elemí	10%
abeto	30%	melisa	10%	incienso	10%
mirra	5%	pachulí	10%	mirra	10%
sándalo misore	15%	romero	20%	cedro	25%
pinabete	25%	tomillo limón	10%	pinabete	40%

NUEVE

Aromaterapia: tablas de referencia

Las dos tablas que se presentan a continuación han sido creadas para ayudarle a usted a encontrar rápidamente la información que pueda necesitar en su práctica diaria. Pueden parecer un tanto abrumadoras a primera vista. Espero que las encuentre a la vez comprensibles y prácticas.

Muchos de los aceites enumerados aquí son difíciles de encontrar en algún otro libro. Además, yo difiero entre las variedades de la misma especia (tales como la manzanilla u otros quimotipos del tomillo). Considerando que existen varios cientos de aceites esenciales algunos han tenido que ser dejados fuera. No obstante, cubro aquí todos los aceites comunes, más todos aquellos que presentan algún interés terapéutico y que pueden obtenerse en el mercado.

En la tabla de referencia de los aceites esenciales doy claves para mostrar los usos que sugiero para los aceites en condiciones específicas.

En este sistema de códigos:

D significa difusor
M significa masaje
B significa baño
F significa facial (mascarilla)
C significa compresas
L significa loción
O significa aceite (para cara o cuerpo)
U significa ungüentos

También indico el poder del aceite en relación con la condición específica. Espero que toda esta información le resulte de utilidad a los interesados.

TABLA DE REFERENCIA DE LOS ACEITES ESENCIALES

Aceite	Propiedad	Indicaciones	Uso	Poder
Abedul	**Medicinal**			
Betula lenta y	analgésico	artritis, dolor	MBCU	4
betula nigra		(muscular y articular),		
Betuláceas		reumatismo		
	limpiador, depurador,			
	drenador	acumulación	MBCU	3
		(toxinas, fluidos)		
		celulitis, obesidad,		
		retención de agua	MBCU	3
	diurético	cistitis, riñones	MBCU	4
Abeto	**Medicinal**			
Abies balsamea	térmico	debilidad respiratoria	DMBU	4
Coníferas	tónico	sistema glandular,	DMBCU	4
		nervioso y respiratorio		
	antiséptico (urinario)	infecciones genitourinarias	MBC	3
		y urinarias		
	antiséptico, expectorante	asma, bronquitis	DMBC	4
	Mente, emoción, psique			
	elevador, arraigante,	trabajo psíquico	DU	5
	de apertura			
	elevador, arraigante,	tercer ojo,		
	de apertura			
		chacra coronilla	DU	5
	calmante, sedante	ansiedad, estrés	DMB	5
	elevador, arraigante,	yoga, meditación, rituales	DU	5
	de apertura			
Ajedrea	**Medicinal**			
Satureia montana	estimulante	sistema nervioso	DMBU	4
Labiadas	antibiótico, antiséptico	enfermedades infecciosas	DMBCU	5
	tónico	anemia, astenia, debilidad	DMB	4
	analgésico, rubefaciente	artritis, reumatismo	MBCU	4
	Contraindicaciones			
	irritante (piel)	puro o en alta	BFC	4
		concentración		
Albahaca	**Medicinal**			
Ocymum basilicum	antiséptico (intestinal)	infecciones intestinales	MCU	3
Labiadas	estimulante	centros vitales	DMBU	4
	cefálico	migraña	DCU	4
	antiespasmódico, estomacal	dispepsia, espasmos gástricos	MCU	3
	ayuda al parto y al	embarazo, bebé	DMBU	2
	cuidado del bebé			

TABLA DE REFERENCIA DE LOS ACEITES ESENCIALES (continuación)

Aceite	Propiedad	Indicaciones	Uso	Poder
	Mente, emoción, psique			
	estimulante	memoria (mala), sistema neurovegetativo	DMBU	4
	tónico (nervios)	fatiga nerviosa, intelectual y mental, tensión mental	DMBU	4
	Contraindicaciones			
	estupefaciente	dosis altas		2
Alcaravea, semillas de *Carum carvi* Umbelíferas	**Medicinal** limpiador, depurador, drenador	acumulación (toxinas, fluidos)	MBFCLO	3
	estimulante, estimulante digestivo	problemas digestivos	MBC	4
	estimulante general	falta de energía	DMB	3
	carminativo	aerofagia, fermentación	MBC	4
	antiespasmódico	dispepsia, migraña espasmos digestivos	MBCU	3
	parasiticida	sarna	CLU	2
	diurético	riñones	MBCU	2
	regenerador de los tejidos	heridas infectadas	FCLOU	3
	estimulante	sistema glandular	MBU	2
	Mente, emoción psique tónico (nervioso)	fatiga y tensión mental	DMBU	3
Alhucema *Lavandula spica* Labiada	**Medicinal** estimulante	sistema respiratorio	DMBCU	4
	repelente de insectos	pulgas	DU	4
	analgésico, rubefaciente	dolor (muscular y articular) preparación deportiva	MCU	4
	antiséptico, citofiláctico	abcesos, quemaduras, heridas	CLU	3
Angélica, raíz *Angelica archangelica* Umbelíferas	**Medicinal** limpiador, depurativo, drenador	acumulación (toxinas, fluidos)	MBFCLO	4
	estimulante digestivo	problemas digestivos, migraña	DCU	3
	revitalizador, estimulante	anemia, astenia, anorexia, convalecencia y raquitismo	DMB	4
	carminativo	aerofagia	MBC	3
	limpiador, depurativo	gota	MCU	3
	antiespasmódico	espasmos digestivos	MBCU	3
Anís *Pimpinella anisium* Umbelíferas	**Medicinal** carminativo	aerofagia	MBC	4
	estimulante digestivo	problemas digestivos, migraña	DCU	4
	antiespasmódico	espasmos digestivos	MBCU	3
	galactógogo	leche insuficiente	MBCU	3
	afrodisíaco	frigidez, impotencia	MBCU	2

TABLA DE REFERENCIA DE LOS ACEITES ESENCIALES (continuación)

Aceite	Propiedad	Indicaciones	Uso	Poder
Arbol de té *Melaleuca* *alternifolia* Mirtáceas	**Cuidado del cuerpo y de la piel** cicatrizante, fungicida, vulnerario	abcesos, acné, herpes, prurito, irritación y erupciones de la piel	FCLOU	4
	fungicida	caspa, cuidado del pelo	LO	4
	Usos medicinales antiséptico, estimulante	sistema respiratorio	DMBCU	5
	antiinfeccioso	enfermedades infecciosas	DMBCU	4
	antiséptico (urinario)	infecciones urinarias	MBC	4
	balsámico, expectorante	asma, bronquitis, tuberculosis	DMBCU	5
	fungicida	pie de atleta, *Candida*, infecciones micóticas, tiña, vaginitis	CLOU	5
	antiinfeccioso	heridas infectadas, lastimaduras	CLOU	4
Arrayán *Myrtus communis* Mirtáceas	**Medicinal** equilibrante, reequilibrante	desequilibrio energético	DMB	4
	antiséptico, estimulante	sistema respiratorio	DMBCU	5
	antiséptico	enfermedades infecciosas	DMBCU	4
	antiséptico (urinario)	infecciones urinarias	MBC	4
	balsámico, expectorante	asma, bronquitis tuberculosis	DMBCU	5
Artemisa *Artemisa vulgaris* Compuestas	**Medicinal** emenagogo	amenorrea, dismenorrea, menopausia, síndrome premenstrual	MBCU	5
	analgésico	dolores de dentición, dolor de muelas	U	4
	equilibrador	sistema reproductor femenino	DMBCU	5
	colagogo	desórdenes hepatobiliares	MBCU	3
	vermífugo	ascaris, oxyuris	MMBU	3
	Mente, emoción, psique apertura	sueños, trabajo psíquico	DU	5
	Contraindicaciones abortivo	embarazo	DMBU	4
Azahar *Citrus vulgaris* Rutáceas	**Cuidado del cuerpo y de la piel** suavizante	piel sensible	FCLO	5

TABLA DE REFERENCIA DE LOS ACEITES ESENCIALES (continuación)

Aceite	Propiedad	Indicaciones	Uso	Poder
	Medicinal			
	hipotensor, sedante	palpitaciones	DMBC	3
	Mente, emoción, psique			
	sedante	histeria, insomnio, tensión nerviosa nerviosismo	DMBU	5
	antidepresivo, sedante	choque emocional, pena, chacra corazón	DMBU DU	5 5
Benzoína, resina de *Styrax benzoin* Estiráceas	**Cuidado del cuerpo y de la piel** Rejuvenecedor, estimulante	elasticidad de la piel	FCLOU	2
	Medicinal			
	calmante y equilibrador	desequilibrio energético	DMB	4
	regulador	secreciones	MBCU	3
	expectorante	bronquitis	DMBC	3
	suavizante	tos, laringitis	D	3
	estimulante	circulación	MBCU	2
	antiséptico y diurético	infecciones genitourinarias y urinarias	MBC	2
	curaciones	piel abierta y agrietada, dermatitis irritación, erupciones y heridas de piel	CLU	4
	Mente, emoción, psique			
	purificador	aleja malos espíritus	DU	3
	estimulante	chacras coronilla/corazón	DU	3
	confortante, eufórico	ansiedad, soledad, tristeza	DMBU	3
	confortante, reanimador	agotamiento (físico y emocional)	DMBU	3
Bergamota *Citrus bergamia* Rutáceas	**Cuidado del cuerpo y de la piel** antiséptico, vulnerario	acné, eczema, seborrea	FCLO	3
	Medicinal			
	refrescante	climas calientes	DMBLU	3
	estimulante	problemas digestivos	MBC	3
	equilibrio	sistema nervioso	DMBU	4
	antiespasmódico, digestivo	cólicos, infecciones intestinales	MCU	3
	antiséptico, vulnerario	leucorrea, pruritos vaginales	MU	3
	Mente, emoción, psique			
	antidepresivo, reanimador	ansiedad, depresión	DMB	4

TABLA DE REFERENCIA DE LOS ACEITES ESENCIALES (continuación)

Aceite	Propiedad	Indicaciones	Uso	Poder
	Contraindicaciones			
	aumenta la fotosensibilidad	no aplicar en forma pura al sol	MFCLOU	3
Canela, corteza de	**Medicinal**			
Cinnamomum	estimulante	circulación, corazón, sistema nervioso	DMBU	4
zeylanicum				
Lauráceas	antiséptico	gripe, enfermedades infecciosas	DMBCU	5
	antiespasmódico	espasmos	DMBC	2
	estimulante	anemia, astenia, problemas digestivos	MBC	3
	parasiticida	piojos, sarna	CLU	3
	afrodisíaco	impotencia	MBCU	2
	antiséptico	infecciones intestinales	MCU	3
	estimulante de las contracciones	parto	MCU	3
	Contraindicaciones			
	irritante (piel)	en altas dosis, o en alta concentración	BFC	3
	convulsivo	en altas dosis		3
Canela, hoja de	**Medicinal**			
Cinnamomum	estimulante	circulación	MBCU	4
zeylanicum	antiséptico	enfermedades infecciosas	DMBCU	5
Lauráceas	parasiticida	piojos, sarna	CLU	3
	antiséptico	infecciones intestinales	MCU	3
	Contraindicaciones			
	irritante (piel)	en altas dosis, o en alta concentración	BFC	4
	convulsivo	en altas dosis		4
Cardamomo	**Medicinal**			
Eletteria	estimulante	problemas digestivos	MBC	4
cardomomum	afrodisíaco	impotencia	MBCU	3
Zingiberáceas		diarrea	MBCU	3
Cayeputi	**Medicinal**			
Malaleuca	equilibrante, reequilibrante	desequilibrio energético	DMB	3
leycadendrom				
Mirtáceas	antiséptico, antiespasmódico	sistema respiratorio	DMBCU	5
	antiséptico,	enfermedades infecciosas	DMBCU	4
	antiséptico (urinario)	cistitis, uretritis, infecciones urinarias	MBC	4
	balsámico expectorante	asma, bronquitis tuberculosis	DMBCU	5
	antineurálgico	reumatismo	MBCU	3
	antiséptico (intestinal)	amibas, diarrea disentería	MB	3
	analgésico (antiséptico)	dolor de oídos	U	4
	antiséptico, expectorante	sinusitis	DU	5

TABLA DE REFERENCIA DE LOS ACEITES ESENCIALES (continuación)

Aceite	Propiedad	Indicaciones	Uso	Poder
Cedro	**Cuidado del cuerpo y**			
Cedrus atlantica	**de la piel**			
Coníferas	antiséptico, fungicida	caspa, caída del pelo	LO	4
	antiseborreico	cabello graso	LO	3
	Medicinal			
	tónico	sistemas glandular, nervioso, respiratorio	DMBCU	4
	antiséptico (urinario)	cistitis, infecciones urinarias	MBC	3
	antiséptico, fungicida	demaritis, eczema, infeciones de hongos, úlceras	FCLO	4
	Mente, emoción psique			
	calmante	relajación profunda	DMBU	4
	calmante, sedante	ansiedad, estrés	DMB	3
	elevador, arraigante, de apertura	trabajo psíquico, yoga, meditación, rituales	DU	3
Cilantro, semillas de	**Medicinal**			
Coriandrum sativum	limpiador, depurador, drenador	acumulación (toxinas, fluidos)	MBFCLO	3
Umbelíferas	estimulante, digestivo	problemas digestivos	MBC	4
	revitalizante, estimulante	anemia, astenia, convalecencia	DMB	4
	carminativo	aerofagia, flatulencia	MBCU	4
	analgésico, térmico	gota, reumatismo	MBCU	3
	aperitivo, revitalizante	anorexia	DMB	3
	antiespasmódico	migraña, espasmos digestivos	MBCU	3
	estimulante	sistema glandular	MBU	3
Ciprés	**Medicinal**			
Cupressus	térmico	falta de energía	DMB	4
Semprevirens	tónico	sistema respiratorio	DMBCU	3
Coníferas	tónico (circulación)	celulitis, circulación	MBCU	5
	astringente	edema, retención de agua	MBCU	5
	antiespasmódico	asma, tos, tosferina	DMC	4
	antisudorífico, desodorante, sahumante	sudoración (especialmente de los pies)	MBCLU	4
Cisto	**Medicinal**			
Cistus landaniferus	diurético	infecciones urinarias	MBC	3
Cistáceas	secante, vulnerario	úlceras, heridas	CLU	2

TABLA DE REFERENCIA DE LOS ACEITES ESENCIALES (continuación)

Aceite	Propiedad	Indicaciones	Uso	Poder
	Mente, emoción, psique			
	estimulante	tercer ojo, chacra de la coronilla	DU	5
	estimulante	centros psíquicos	DU	5
	sedante (nervios)	insomnio, nerviosismo	DMBU	3
	elevador, arraigante, de apertura	trabajo psíquico, yoga, meditación, rituales	DU	5
Clavo, botones de	**Medicinal**			
Eugenia	antiséptico, estimulante	sistema respiratorio	DMBCU	5
caryophyllata	antiséptico	enfermedades infecciosas	DMBCU	4
Mirtáceas	antiséptico (urinario)	infecciones urinarias	MBC	4
	analgésico, antineurálgico	dolor (muscular y articular), neuralgia, dolor de muelas	U	5
	carminativo, estomacal	dispepsia, fermetaciones, anemia, falta de energía	MBC / DMB	4 / 4
	afrodisíaco	impotencia	MBCU	3
	antiséptico, cicatrizante	heridas infectadas, úlceras	FCLO	3
	parasiticida	sarna	CLU	3
	Mente, emoción, psique			
	estimulante (intelectual)	fatiga nerviosa, intelectual, memoria (mala)	DMBU	4
Comino, semillas de	**Medicinal**			
Cuminum cymimum	limpiador, depurador drenador,	acumulación (toxinas fluidos)	MBFCLO	3
Umbelíferas	revitalizante, estimulante	anemia, astenia convalecencia	DMB	3
	carminativo	aerofagia, astenia convalecencia	DMB	3
	carminativo	aerofagia, flatulencia	MBCU	4
	antiespasmódico	espasmos digestivos	MBCU	3
	digestivo	problemas digestivos, migraña	DCU	3
	estimulante	corazón, sistema nervioso	DMBU	3
Elemí	**Medicinal**			
Canarium luzonicum	refrescante, secante vulnerario	heridas infectadas	FCLOU	3
Burseráceas	regulador	secreciones	MBCU	4
	balsámico, expectorante	problemas gripales	D	2
	balsámico	sistema respiratorio	DMBCU	2
	Mente, emoción, psique			
	fortificante	centros psíquicos	DU	3

TABLA DE REFERENCIA DE LOS ACEITES ESENCIALES (continuación)

Aceite	Propiedad	Indicaciones	Uso	Poder
Enebro *Juniperus communis* Coníferas	**Cuidado del cuerpo y de la piel** limpiador, desintoxicante, drenador	acné, dermatitis, eczema	FCLO	4
	Medicinal			
	tónico	sistema glandular	MBU	4
	antiséptico (urinario)	infecciones genitourinarias y urinarias	MBC	5
	diurético, antiséptico urinario	cistitis, diabetes, oliguria	MBCU	4
	limpiador, desintoxicante, drenador	acumulación (toxinas y fluidos), artritis reumatismo, ácido úrico	MBCU	5
	Mente, emoción, psique tónico (nervios)	nervios y fatiga intelectual, memoria (mala)	DMBU	4
Estragón *Artemisa dracunculus* Compuestas	**Medicinal** antiespasmódico, digestivo	espasmos digestivos e intestinales, dispepsia, hipo	MCU	4
	carminativo,	aerofagia, fermentación	MBC	4
	vermífugo	ascárides, oxyuris	MBCU	3
Eucalipto australiano *Eucaliptus polybractea* Mirtáceas	**Medicinal** equilibrante, reequilibrante	desequilibrio equilibrio energético	DMB	4
	antiséptico, estimulante	sistema respiratorio	DMBCU	5
	antiséptico	enfermedades infecciosas	DMBCU	4
	antiséptico (urinario)	infecciones urinarias	MBC	4
	balsámico, expectorante	asma, bronquitis tuberculosis	DMBCU	5
	antidiabético	diabetes	MB	3
	antiséptico, expectorante	sinusitis	DU	5
Eucalipto citriodora Mirtáceas	**Medicinal** antiséptico, bactericida	enfermedades infecciosas	DMBCU	3
	desodorante, sahumante desinfectante	higiene	D	3
Eucalyptus globulus Mirtáceas	**Medicinal** equilibrante, reequilibrante	desequilibrio energético	DMB	4
	antiséptico, estimulante	sistema respiratorio	DMBCU	5
	antiséptico	enfermedades infecciosas	DMBCU	4
	antiséptico (urinario)	infecciones urinarias	MBC	4
	balsámico, expectorante	asma, bronquitis tuberculosis	DMCBU	5
	vermífugo	ascárides, oxyuris	MBCU	3
	antidiabético	diabetes	MB	3

TABLA DE REFERENCIA DE LOS ACEITES ESENCIALES (continuación)

Aceite	Propiedade	Indicaciones	Uso	Poder
Geranio *Pelargonium graveolens* y *roseum* Geraniáceas	**Cuidado del cuerpo y de la piel** antiséptico, astringente, regenerador celular	acné, piel envejecida, dermatitis, piel grasa, cuidado de la piel	FCLO	3
	Medicinal			
	astringente, hemostático	golpes, hemorragias	CLU	4
	antiséptico	enfermedades infecciosas	DMBCU	3
	antidiabético	diabetes	MB	3
	diurético	riñones, cálculos	MBCU	3
	estimulante de la capa suprarrenal	celulitis, glándula suprarrenal, menopausia	DMBCU	3
	repelente insectos	mosquitos	DLU	3
	astringente	dolor de garganta, anginas	U	3
	antiséptico citofiláctico	quemaduras, heridas	CLU	3
	Mente, emoción, psique			
	estimulante, reanimador	depresión, tensión nerviosa	DMBU	3
Hierbabuena *Mentha piperita* Labiadas	**Cuidado del cuerpo y de la piel** limpiador, descongestionante	acné, dermatitis	MFCLOU	4
	Medicinal			
	estimulante	metabolismo, sistemas nervioso y respiratorio, centros vitales	DMBU	4
	antiséptico	enfermedades infecciosas	DMBCU	3
	antiséptico, antiespasmódico	asma, bronquitis, estado catarral	D	3
	descongestionante	sinusitis	DU	4
	calmante, cefálico	jaqueca, migraña	DCU	4
	estimulante (sistema nervioso)	desmayos, vértigo	DC	4
	digestivo, estomacal	dispepsia, dolor de estómago, náusea, vómito	MCU	5
	colagogo, hepático	desórdenes hepatobiliares	MBCU	4
	febrífugo	fiebre	MBCU	4
	afrodisíaco	impotencia	MBCU	4
	analgésico, antineurálgico	dolor (muscular y articular) neuralgia	MBCU	4
	Mente, emoción, psique			
	antidepresivo, tónico	depresión, neurastenia	DMB	4
	estimulante (sistema nervioso)	fatiga, fatiga mental, tensión mental	DMBU	5

TABLA DE REFERENCIA DE LOS ACEITES ESENCIALES (continuación)

Aceite	Propiedade	Indicaciones	Uso	Poder
Hinojo *Foeniculum vulgare* Umbelíferas	**Cuidado del cuerpo y de la piel** limpiador, desintoxicante	piel de naranja	MBCU	5
	Medicinal limpiador, purificador, drenador	acumulación (toxinas, fluidos)	MBFCLO	5
	estimulante, estimulante digestivo	problemas digestivos	MBC	4
	revitalizador, estimulante	anemia, astenia, raquitismo	ḊMB	4
	carminativo	aerofagia, flatulencia	MBCU	3
	antiespasmódico	espasmos digestivos	MBCU	3
	limpiador, desintoxicante	celulitis, obesidad, piel de naranja, retención de agua	MBCU	5
	regulador	amenorrea, dismenorrea sistema reproductor femenino, síndrome premenstrual	MBCU	4
	galactagogo	leche materna insuficiente, (crianza)	DMBU	4
	estimulante	sistema glandular, (estrógeno)	MBU	4
	Contraindicaciones tóxico	niños menores (de 6 años)	MBU	2
Hisopo *Hysopus officinalis* Labiadas	**Medicinal** estimulante antiespasmódico	sistema respiratorio, centros vitales	DMBU	4
	balsámico, expectorante	asma, bronquitis, estado catarral, tosferina	DMC	5
	antiespasmódico, expectorante	tosferina	DMC	5
	hipertensor	hipotensión	DMCU	4
	digestivo, estomacal	problemas digestivos, dispepsia	MCU	3
	cicatrizante, vulnerario	dermatitis, eczema, heridas	CLU	2
Incienso *Boswellia carteri* Burseráceas	**Cuidado del cuerpo y de la piel** revitalizante, tónico	piel envejecida, arrugas	FCLO	4
	Medicinal refrescante, secante, vulnerario	heridas infectadas, inflamaciones	FCLU	4
	regulador	secreciones	MBCU	4
	balsámico, expectorante	asma, estado catarral, tos	D	3
	antiséptico (pulmonar)	pulmones	DCU	3

TABLA DE REFERENCIA DE LOS ACEITES ESENCIALES (continuación)

Aceite	Propiedade	Indicaciones	Uso	Poder
	Mente, emoción, psique			
	fortificante	mente, centros psíquicos	DU	5
	estimulante	tercer ojo, chacra coronilla	DU	4
Jazmín	**Cuidado del cuerpo y**			
Jasminum	**de la piel**			
officinalis	humectante, suavizante	piel seca, sensible	FCLO	3
Oláceas	cicatrizante, suavizante	dermatitis	MFCLOU	3
	Medicinal			
	afrodisíaco	frigidez, impotencia	MBCU	5
	Mente, emoción, psique			
	estimulante	chacra sexual	DMBU	5
	antidepresivo, inspirador	ansiedad, letargo, menopausia, tristeza	DMBU	5
	animador	falta de confianza	DMBU	4
	antidepresivo, inspirador	depresión, depresión postparto	DMB	5
Jengibre, raíz de	**Medicinal**			
Zingiber officinale	estimulante	problemas digestivos, memoria (mala), sistema neurovegetativo, centros vitales	DMBU	4
Zingiberáceas	estimulante	problemas digestivos	MBC	3
	cefálica	migraña	DCU	3
	antiespasmódico, estomacal	dispepsia, espasmos gástricos	MCU	3
	analgésico	artritis, reumatismo	MBCU	3
	febrífugo	fiebre	MBCU	3
	carminativo	aerofagia, flatulencia	MBCU	3
	afrodisíaco	impotencia, diarrea	MBCU	3
	antiséptico, astringente	dolor de garganta amigdalitis	U	3
	Mente, emoción, psique			
	estimulante	memoria (mala)	DMBU	4
Laurel	**Cuidado del cuerpo y**			
Pimienta racemosa	**de la piel**			
Mirtáceas	estimulante del cuero cabelludo	crecimiento de pelo	LO	4
	Medicinal			
	antiséptico estimulante	sistema respiratorio	DMBCU	3
	antiséptico	enfermedades infecciosas	DMBCU	3
	analgésico, antineurálgico	dolor (muscular y articular), neuralgia	MBCU	3
Lavanda	**Cuidado del cuerpo y**			
Lavandula	**de la piel**			
officinalis	antiséptico, citofiláctico	acné, dermatitis, eczema, piel grasa	FCLO	4
Labiadas	cicatrizante	psoriasis	CLU	3

TABLA DE REFERENCIA DE LOS ACEITES ESENCIALES (continuación)

Aceite	Propiedade	Indicaciones	Uso	Poder
	Medicinal			
	estimulante	metabolismo, sistema respiratorio, centros vitales	DMBU	4
	antiséptico	blenorrea, cistitis, enfermedades infecciosas	DMBCU	5
	antiséptico, citofiláctico	abcesos, golpes, quemaduras, heridas	CLU	5
	antiséptico antiespasmódico	asma, bronquitis catarro, enfriamiento	DMCU	4
	descongestionante	sinusitis	DU	5
	calmante, cefálico	jaqueca, migraña	DCU	4
	calmante	insomnio, tensión nerviosa palpitaciones	DMBC	3
	repelente de insectos	pulgas, polilla	DU	3
	antiespasmódico	amenorrea, dismenorrea	MBCU	3
	emenagogo	menopausia, síndrome premenstrual	MBCU	3
	Mente, emoción, psique			
	calmante	cuerpo astral	DMBU	4
	antidepresivo, calmante	depresión, neurastenia	DMB	4
	anticonvulsivo	convulsiones	DMBC	4
Lavandina	**Medicinal**			
Lavandula fragrans	estimulante	sistema respiratorio	DMBCU	3
delphinensis	antiséptico	enfermedades infecciosas	DMBCU	4
Labiadas	antiséptico, citofiláctico	quemaduras, heridas	CLU	3
	desodorante, sahumante, desinfectante	higiene, epidemias	D	3
	repelente de insectos	pulgas, mosquitos	DLU	3
	Mente, emoción, psique			
	calmante	cuerpo astral	DMBU	3
Ligústico, raíz de	**Medicinal**			
Legusticum	limpiador, depurativo drenador.	acumulación (toxinas, fluidos)	MBFCLO	3
levisticum	estimulante, estimulante digestivo	problemas digestivos e intestinales	MBC	3
Umbelíferas	estimulante	riñones	MBCU	3
	revitalizante, estimulante	anemia, astenia	DMB	3
	carminativo	aerofagia, flatulencia	MBCU	3
	analgésico, térmico	gota, reumatismo	MBCU	2
	antiespasmódico	espasmos digestivos	MBCU	2
	diurético	cistitis, albuminuria	MBCU	4
	emenagogo	amenorrea, dismenorrea	MBCU	3
	diurético	edema, retención de orina, retención de agua	MBCU	3
	diurético	edema, retención de agua	MBCU	3

TABLA DE REFERENCIA DE LOS ACEITES ESENCIALES (continuación)

Aceite	Propiedade	Indicaciones	Uso	Poder
Lima	**Medicinal**			
Citrus limetta	refrescante	climas cálidos	DMBLU	4
Rutáceas	digestivo, estimulante	problemas digestivos	MBC	4
	procesos de control de líquidos	sistema linfático y secreciones	MBCU	3
	estimulante hepatobiliar	congestión vesícula biliar, hígado	MCU	4
	tónico	sistema nervioso	DMBU	4
	estimulante, tónico reanimante	anemia, astenia convalecencia	DMB	3
	drenador, estimulante linfático	obesidad, retención de agua	MBCU	3
	antiséptico, antiespasmódico	asma, bronquitis, estado catarral	D	3
	Mente, emoción, psique			
	antidepresivo, reanimante	ansiedad, depresión	DMB	4
Limón	**Cuidado del cuerpo y**			
Citrus limonum	**de la piel**			
Rutáceas	antiséptico, depurativo, estimulante linfático	piel grasa, cuidado de la piel	FCLO	4
	Medicinal			
	digestivo, estimulante	problemas digestivos control de procesos	MBC	4
	procesos de control de líquidos	sistema linfático y secreciones	MBCU	4
	estimulante hepatobiliar	congestión de la vesícula biliar, hígado	MCU	4
	tónico	sistema nervioso	DMBU	4
	antiséptico, inmunoestimulante	enfermedades virales e infecciosas	DMU	4
	inmunoestimulante	estimulante de la formación de leucocitos	DMU	5
	estimulante, tónico, reanimador	anemia, astenia, convalecencia	DMB	4
	licuador sanguíneo, hipotensor	hipertensión, hiperviscosidad	MBU	4
	antivirus	herpes, sistema inmunológico (deficiente)	DMB	3
	drenador, estimulante linfático	celulitis, obesidad, retención de agua	MBCU	4
	Mente, emoción, psique			
	antidepresivo, reanimante	ansiedad, depresión	DMB	4

TABLA DE REFERENCIA DE LOS ACEITES ESENCIALES (continuación)

Aceite	Propiedade	Indicaciones	Uso	Poder
Limón, té de *Cymbopogon citratus*	**Cuidado del cuerpo y de la piel** astringente, tónico	poros abiertos	FCLO	3
Gramíneas	**Medicinal** desodorante, sahumante	higiene	D	3
	desinfectante, repelente de insectos	mosquitos	DLU	2
	estimulante	problemas digestivos	MBC	3
	digestivo, estomacal	problemas digestivos	MBC	3
	regulador	sistema parasimpático	DMB	3
	antiséptico	enfermedades infecciosas	DMBCU	3
	Contraindicaciones irritante (piel)	neto o en altas concentraciones	MBFCLOU	2
Litsea cubeba Gramíneas	**Cuidado del cuerpo y de la piel** cicatrizante, suavizante	dermatitis	MFCLOU	3
	Medicinal desodorante, sahumante, desinfectante	higiene, epidemias	D	3
	estimulante	problemas digestivos	MBC	3
Mandarina *Citrus reticulata* Rutáceas	**Medicinal** digestiva, estimulante	problemas digestivos	MBC	3
	procesos de control de líquidos	sistema linfático y secreciones	MBCU	2
	antiespasmódico, digestivo	dispepsia, flatulencia	MBCU	3
	drenador, estimulante linfático	obesidad, retención de agua	MBCU	2
	Mente, emoción, psique sedante	histeria, insomnio, tensión nerviosa, nerviosismo	DMBU	3
	sedante, suavizante	choque emocional, pena	DMBU	2
Manzanilla alemana *Chamomilla matricaria* Compuestas	**Cuidado del cuerpo y de la piel** antiinflamatorio, suavizante	acné, dermatitis, eczema, cuidado de la piel	FCLO	5
	antiinflamatorio, suavizante	piel inflamada y piel sensible	FCLO	4

TABLA DE REFERENCIA DE LOS ACEITES ESENCIALES (continuación)

Aceite	Propiedade	Indicaciones	Uso	Poder
	Medicinal			
	inmunoestimulante	estimulante de la formación de leucocitos	DMU	4
	analgésico, antiinflamatorio	artritis, coyunturas inflamadas	BCU	4
	antiinflamatorio, cicatrizante, suavizante	abcesos, diviesos	FCLO	4
	antiespasmódico, sedante	cólicos, colitis	MCU	4
	calmante, sedante	dolor cabeza, insomnio, irritabilidad, migraña	DCU	4
	emenagogo	amenorrea, dismenorrea, menopausia	DMBCU	4
	analgésico	dolores de la dentición y de muelas	U	4
	antianémico	anemia, astenia	DMB	4
	digestivo, estomacal	problemas digestivos	MBC	4
	colagogo, hepático	hígado, congestión del bazo y del hígado	MCU	4
	equilibrador	sistema reproductor femenino	DMBCU	4
	Mente, emoción, psique			
	calmante	enojo, berrinche	DMBU	4
Manzanilla azul *Ormensis multicolis* Compuestas	**Cuidado del cuerpo y de la piel**			
	antiinflamatorio, suavizante	acné, dermatitis, eczema, cuidado de la piel	FCLO	5
	antiinflamatorio, suavizante	piel inflamada y piel sensible	FCLO	4
	Medicinal			
	analgésico, antiinflamatorio	artritis, coyunturas inflamadas	BCU	4
	antiinflamatorio, cicatrizante, sedante	abcesos, diviesos, golpes	CLU	4
	antiespasmódico, sedante,	cólicos, colitis	MCU	3
	colagogo, hepático	congestión del bazo y del hígado	MCU	3
	analgésico, antiinflamatorio	dolores de la dentición y de muelas	U	3
Manzanilla mixta *Anthemis mixta* Compuestas	**Cuidado del cuerpo y de la piel**			
	calmante, suavizante	piel sensible	FCLO	4

TABLA DE REFERENCIA DE LOS ACEITES ESENCIALES (continuación)

Aceite	Propiedad	Indicaciones	Uso	Poder
	Medicinal			
	antiespasmódico, sedante	cólicos, colitis	MCU	3
	calmante, sedante	jaqueca, insomnio, irritabilidad, migraña	DCU	3
	emenagogo	amenorrea, dismenorrea, menopausia	DMBCU	3
	colagogo, hepático	congestión del bazo y del hígado	MCU	3
Manzanilla romana *Anthemis nobilis* Compuestas	**Cuidado del cuerpo y de la piel**			
	cicatrizante, suavizante	abcesos, diviesos, piel sensible	FCLO	5
	Medicinal			
	analgésico	artritis, coyunturas inflamadas	BCU	3
	antiespasmódico, sedante	cólicos, colitis	MCU	4
	calmante, sedante	jaqueca, insomnio, irritabilidad, migraña	DCU	4
	emenagogo	amenorrea, dismenorrea, menopausia	DMBCU	4
	analgésico	dolores de la dentición y de muelas	U	4
	antianémico	anemia, astenia	DMB	4
	digestivo, estomacal	problemas digestivos	MBC	4
	inmunoestimulante	estimulante de la formación de leucocitos	DMU	4
	colagogo, hepático	hígado, congestión del bazo y del hígado	MCU	4
	equilibrio	sistema reproductor femenino	DMBCU	4
	Mente, emoción, psique			
	realización	desarrollo personal	DMBU	4
	tranquilizante	disgusto, hipersensibilidad, berrinche	DMBU	4
Mejorana *Origanum marjorana marjorana hortensi* Labiadas	**Medicinal**			
	antiespasmódico	espasmos digestivos y respiratorios	DMCU	4
	antiespasmódico, emenagogo	amenorrea, dismenorrea síndrome premenstrual	MBCU	3
	hipotensor, vasodilatador	hipertensión	MBU	4
	analgésico, sedante	migraña	DCU	4
	analgésico, sedante	artritis, reumatismo	MBCU	3
	antiespasmódico, digestivo	dispepsia, flatulencia	MBCU	2

TABLA DE REFERENCIA DE LOS ACEITES ESENCIALES (continuación)

Aceite	Propiedad	Indicaciones	Uso	Poder
	Mente, emoción, psique			
	calmante	cuerpo astral	DMBU	4
	calmante, sedante	insomnio, tensión nerviosa, tensión	DMBU	4
Mejorana silvestre española	**Medicinal** calmante	sistema respiratorio	DMBCU	2
Thymus mastichina	antiespasmódico	espasmos digestivos y respiratorios	DMCU	4
Labiadas	analgésico, sedante	migraña	DCU	4
	analgésico, sedante	artritis, reumatismo	MBCU	3
	Mente, emoción, psique			
	calmante, sedante	insomnio, tensión nerviosa	DMBU	3
Melisa	**Cuidado del cuerpo y**			
Melissa officinalis	**de la piel**			
Labiadas	antiséptico, citofiláctico	acné, dermatitis, eczema	FCLO	3
	Medicinal			
	estimulante	metabolismo, centros vitales	DMBU	4
	antivirus	enfermedades virales	DMU	4
	calmante, sedante	insomnio, migraña tensión nervioso	DMBC	4
	Mente, emoción, psique			
	calmante	cuerpo astral	DMBU	4
	antidepresivo, calmante	depresión, neurastenia	DMB	5
	estimulante	chacra del corazón	DU	5
	calmante, suavizante, reanimante	crisis emocional, pena	DMBU	5
Menta verde	**Cuidado del cuerpo y**			
Mentha viridis	**de la piel**			
Labiadas	limpiador, descongestionante	acné, dermatitis	MFCLOU	3
	Medicinal			
	descongestionante	sinusitis	DU	3
	estimulante	metabolismo, sistemas nervioso y respiratorio, centros vitales	DMBU	3
	antiséptico, antispasmódico	asma, bronquitis, estado catarral	D	3
	calmante, cefálico	jaqueca, migraña	DCU	3
	digestivo, estomacal	dispepsia, náusea, vómitos	MCU	4
	digestigo, estomacal	dispepsia, dolor de estómago	MCU	4
	colagogo, hepático	desórdenes hepatobiliares	MBCU	4
	febrífugo	fiebre	MBCU	2

TABLA DE REFERENCIA DE LOS ACEITES ESENCIALES (continuación)

Aceite	Propiedad	Indicaciones	Uso	Poder
	Mente, emoción, psique			
	antidepresivo, tónico	depresión, neurastenia	DMB	4
	estimulante (sistema nervioso)	fatiga, fatiga mental tensión mental	DMBU	3
Mirra *Commiphora myrra*	**Cuidado del cuerpo y de la piel** revitalizador, tónico	piel envejecida, arrugas	FCLO	4
	Medicinal			
	refrescante, secante	inflamaciones	FCLU	4
	regulador	secreciones	MBCU	4
	balsámico, expectorante	asma, estado catarral, tos	D	4
	antiséptico (pulmonar)	pulmones	DUC	3
	refrescante, secante, vulnerario	heridas infectadas	FCLOU	4
	fungicida	aftas	ducha	
	antiséptico, astringente	tos, úlceras e inflamaciones bucales, dolor de garganta	U	4
	Mente, emoción, psique			
	fortificante	mente, centros psíquicos	DU	5
	estimulante	tercer ojo, chacra coronilla	DU	4
Naranja *Citrus auranthium* Rutáceas	**Medicinal** digestivo, estimulante	problemas digestivos	MBC	3
	procesos de control de líquidos	sistemas linfático y de secreciones, secreciones	MBCU	2
	drenador, estimulante linfático, hipotensor, sedante	obesidad, retención de agua	MBCU	3
	hipotensor, sedante	palpitaciones	DMBC	2
	digestivo, estimulante	problemas digestivos	MBC	3
	Mente, emoción, psique sedante	histeria, insomnio, tensión nerviosa	DMBU	3
Niaouli *Melaleuca viridiflora* Mirtáceas	**Medicinal** equilibrante, reequilibrante	desequilibrio energético	DMB	4
	antiséptico, estimulante	sistema respiratorio	DMBCU	5
	antiséptico	enfermedades infecciosas	DMBCU	4
	antiséptico (urinario)	infecciones urinarias	MBC	4
	balsámico, expectorante	asma, bronquitis tuberculosis	DMBCU	5
	estimulante de los tejidos	acné, quemaduras, heridas	CLU	4
	anticatarral	estado catarral	D	5
	antiséptico, expectorante	sinusitis	DU	5

TABLA DE REFERENCIA DE LOS ACEITES ESENCIALES (continuación)

Aceite	Propiedad	Indicaciones	Uso	Poder
Nuez moscada	**Medicinal**			
Myristica fragans	estimulante	problemas digestivos	MBC	4
Miristáceas	analgésico	dolor (muscular y articular), neuralgia reumatismo	MBCU	3
	afrodisíaco	impotencia	MBCU	3
	carminativo	flatulencia	MBCU	3
	antiséptico	intestinos	MBC	3
	Mente, emoción, psique			
	estimulante	nervios y fatiga intelectual	DMB	3
	Contraindicaciones			
	estupefaciente, tóxico	en altas dosis		3
Orégano	**Medicinal**			
Origanum vulgare	estimulante	metabolismo sistema respiratorio, centros vitales	DMBU	4
Labiadas	estimulante	metabolismo	DMBU	4
	estimulante	sistema respiratorio	DMBCU	4
	antitóxico, antivirus	enfermedades virales	DMU	5
	antiséptico, citofiláctico	abcesos, quemaduras, heridas	CLU	3
	antiséptico, antiespasmódico	asma, bronquitis, estado catarral	D	3
	antiséptico, antitóxico	enfermedades infecciosas	DMBCU	3
	antiséptico,	blenorrea, cistitis	MBCU	3
	revulsivo, rubefaciente	circulación, dolor (muscular y articular), circulación (capilar)	MBCLOU	4
	Contraindicaciones			
	irritante (piel)	puro o en altas concentraciones	BFC	4
Pachulí	**Cuidado del cuerpo y**			
Pogostemon	**de la piel**			
patchouli	antiflogístico, regenedador	acné, dermatitis, eczema	FCLO	4
Labiadas	regenerador de los tejidos	piel avejentada, agrietada, áspera, arrugas	FCLO	4
	fungicida, regenerador de tejidos	impétigo	FCL	3
	regulador	seborrea	FCLO	3
	descongestionanhte	cuidado piel	FCLO	3
	Medicinal			
	fungicida	caspa, infecciones micóticas	CLU	4

TABLA DE REFERENCIA DE LOS ACEITES ESENCIALES (continuación)

Aceite	Propiedad	Indicaciones	Uso	Poder
	Mente, emoción, psique			
		apaciguante, cuerpo astral	DMBU	4
	antidepresivo, calmante	ansiedad, neurastenia	DMB	4
Palmarosa *Cymbopogon martini* Gramíneas	**Cuidado del cuerpo y de la piel**			
	antiséptico, regenerador celular	acné, dermatitis cuidado de la piel	FCLO	3
	antiséptico, regenerador celular estimulante	cuidado general de la piel	FCLO	3
	humectante, suavizante	piel seca	FCLO	3
	Usos medicinales			
	estimulante	problemas digestivos	MBC	3
Palo de rosa *Aniba roseaodora* Lauráceas	**Cuidado del cuerpo y de la piel**			
	antiséptico, regenerador celular	acné, dermatitis, cuidado de la piel	FCLO	5
	regenerador celular, regenerador	piel avejentada, piel sensible, arrugas	FCLO	5
	Medicinal			
	calmante, cefálico	jaqueca, náusea	DMCU	4
	Mente, emoción, psique			
	antidepresivo, reanimador	ansiedad, tristeza	DMBU	4
Petitgrain *biguarade* hojas de naranja amarga Rutáceas	**Medicinal**			
	digestivo, estimulante antiespasmódico, digestivo	problemas digestivos dispensia, flatulencia	MBC MBCU	3 3
	Mente, emoción, psique			
	clarificante, refrescante	confusión	DMBU	4
	antidepresivo, animador	ansiedad, depresión	DMB	3
	refrescante, tónico	memoria (mala) fatiga y tensión mental, sistema nervioso	DMBU	4

TABLA DE REFERENCIA DE LOS ACEITES ESENCIALES (continuación)

Aceite	Propiedad	Indicaciones	Uso	Poder
Pimienta	**Medicinal**			
Piper nigrum	estimulante	problemas digestivos,	DMBU	3
Piperáceas		sistema nervioso		
	afrodisíaco	impotencia	MBCU	3
	antitóxico	envenenamiento	MU	3
		alimenticio		
	digestivo, estomacal	dispepsia	MCU	3
	analgésico,	dolor muscular y	MBCU	3
	rubefaciente	articular) neuralgia,		
		reumatismo		
	febrífugo	fiebre	MBCU	2
	Mente, emoción, psique			
	estimulante	chacra fundamental	MU	3
	reconfortante	desarraigo	DMBU	3
Pinabete	**Medicinal**			
Picea mariana	tónico	sistemas glandular,	DMBCU	3
Coníferas		nervioso y respiratorio		
	térmico	debilidad respiratoria	DMBU	5
	antiséptico, expectorante	asma, bronquitis	DMBC	4
	Mente, emoción, psique			
	elevante, arraigante,	trabajo psíquico	DU	5
	de apertura			
	elevante, arraigante	tercer ojo, chacra	DU	5
	de apertura	corazón		
	calmante, sedante	ansiedad, estrés	DMB	5
	elevante, arraigante,	yoga, meditación,	DU	5
	de apertura	rituales		
Pino	**Medicinal**			
Pinus sylvestris	térmico	debilidad respiratoria	DMBU	3
Coníferas	tónico	sistemas glandular,		
		nervioso y respiratorio	DMBCU	3
	antiséptico (urinario)	infecciones genitourinarias	MBC	3
		y urinarias		
	expectorante, pectoral	catarros, dolor de	U	4
		garganta		
	Mente, emoción, psique			
	calmante, sedante	ansiedad, estrés	DMB	3
Poleo	**Medicinal**			
Mentha pelugium	digestivo, estomacal	dispepsia, dolor de estómago,	MCU	4
Labiadas		náuseas, vómitos		
	emenagogo	amenorrea, dismenorrea	MBCU	4
	repelente de insectos	pulgas, mosquitos	DLU	4

TABLA DE REFERENCIA DE LOS ACEITES ESENCIALES (continuación)

Aceite	Propiedad	Indicaciones	Uso	Poder
	Contraindicaciones			
	abortivo	embarazo	DMBU	5
	tóxico	en altas dosis		3
Romero	**Cuidado del cuerpo y**			
Rosmarinus	**de la piel**			
officinalis	antiséptico,	acné, dermatitis, eczema	FCLO	4
Labiadas	citofiláctico			
	regulador seborrea	piel seca	FCLO	3
	rejuvenecedor	piel envejecida, arrugas	FCLO	4
	regulador, estimulante	caspa, pérdida del	LO	4
	del cuero cabelludo	pelo, pelo graso		
	Medicinal			
	Antiséptico,	abcesos, quemaduras,	CLU	3
	citofiláctico	heridas		
	antiséptico,	asma, bronquitis,	D	3
	antiespasmódico	estado catarral		
	estimulante	glándulas suprarrenales,	DMBU	4
		metabolismo,		
		sistema respiratorio,		
		centros vitales		
	tónico	anemia, astenia,	DMB	4
		debilidad		
	estimulante	colecistitis,	DMBCU	4
	(hepatobiliar)	cirrosis, congestión		
		vesicular,		
		cruda aldohólica,		
		ictericia		
	cardiotónico	corazón	DMBU	3
	analgésico,	artritis, dolor	MCU	3
	rubefaciente	(muscular y articular)		
	Mente, emoción, psique			
	calmante	cuerpo astral	DMBU	4
	antidepresivo,	depresión, neurastenia	MBD	4
	reanimador			
	tónico (nervios)	memoria (mala), fatiga	DMBU	4
		y tensión mental		
Rosa	**Cuidado del cuerpo y**			
Rosa centifolia	**de la piel**			
y *damascena*	regenedador celular	piel envejecida,	FCLO	5
Rosáceas		eczema, piel sensible,		
		arrugas		
	humectante	piel seca	FCLO	4
	Medicinal			
	regulador	sistema reproductor	DMBCU	4
		femenino		
	afrodisíaco	frigidez, impotencia	MBCU	4
	astringente, hemostático	hemorragias	CLU	3

TABLA DE REFERENCIA DE LOS ACEITES ESENCIALES (continuación)

Aceite	Propiedad	Indicaciones	Uso	Poder
	Mente, emoción, psique			
	estimulante	chacra del corazón	DU	5
	reanimante	choque emocional, pena	DMBU	5
	antidepresivo, reanimador	depresión, tensión nerviosa, tristeza,	DMBU	5
Salvia lavandulifolia *Salvia officinalis* Labiadas	**Cuidado del cuerpo y de la piel**			
	depurativo, cicatrizante	acné, dermatitis, eczema	FCLO	4
	regulador seborrea	caspa, pérdida de pelo	LO	4
	Usos medicinales			
	estimulante	glándulas suprarrenales, metabolismo, sistema nervioso, centros vitales	DMBU	4
	estimulante	metabolismo	DMBU	4
	estimulante	glándulas suprarrenales	MB	4
	tónico	anemia, astenia, debilidad	DMB	4
	estimulante (hepatobiliar)	colecistitis, ictericia	DMBCU	4
	hipertensor	hipotensión	DMCU	4
	emenagogo	amenorrea, dismenorrea, menopausia, esterilidad	MBCU	4
	antisuforífico	sudor (excesivo)	MBCLU	4
	Mente, emoción, psique			
	antidepresivo, reanimante	depresión, neurastenia	DMB	4
	tónico (nervioso)	fatiga, fatiga mental, tensión mental	DMBU	4
	Contraindicaciones			
	abortivo, tóxico	altas dosis		4
Salvia silvestre *salvia sclarea* Labiadas	**Cuidado del cuerpo y de la piel**			
	regeneradora celular	piel envejecida, arrugas	FCLO	3
	suavizante	piel inflamada	FCLO	3
	regulador de seborrea	piel seca, piel grasa	FCLO	3
	regulador de seborrea	cabello graso	LO	3
	estimulante del cuero cabelludo	crecimiento del cabello	LO	3
	Medicinal			
	antiespasmódico, emenagogo	dolores de la menstruación y síndrome premenstrual	MBCU	4
	emenagogo	amenorrea, dismenorrea	MBCU	4
	equilibrante, tónico	sistema reproductor y energía femenina	DMBU	5

TABLA DE REFERENCIA DE LOS ACEITES ESENCIALES (continuación)

Aceite	Propiedad	Indicaciones	Uso	Poder
	Mente, emoción, psique			
	antidepresivo, calmante	ansiedad, tensión emocional, estrés	DMBU	2
	antidepresivo, euforizante	depresión, depresión posparto	DMB	4
Sándalo misore *Santalum album* Santaláceas	**Cuidado del cuerpo y de la piel** cicatrizante, humectante suavizante	acné, piel rajada y agrietada, piel seca	FCLO	3
	Medicinal antiséptico (urinario)	blenorrea, cistitis, gonorrea	LU	3
	Mente, emoción, psique elevador, arraigante, de apertura	tercer ojo, chacra coronilla	DU	4
	elevador, arraigante, de apertura	yoga, meditación, rituales	DU	5
	antidepresivo, eufórico	depresión	DMB	3
Siempreviva *Helicrysum italicum* Compuestas	**Cuidado del cuerpo y de la piel** antiinflamatorio, suavizante	acné, dermatitis cuidado de la piel	FCLO	3
	antiinflamatorio, suavizante	piel inflamada y sensible	FCLO	4
	antiinflamatorio, astringente, cicatrizante	hemorragias, piel irritada	FCLOU	5
	Medicinal antiinflamatorio cicatrizante, suavizante	abcesos, diviesos	FCLO	4
	estimulante de tejidos	heridas, cortes	CLU	5
	colagogo, hepático	hígado, congestión del bazo y del hígado	MCU	4
Terebinto *Pinus maritimus* Coníferas	**Medicinal** tónico	sistemas glandular y respiratorio	DMBCU	3
	antiséptico (urinario)	infecciones, genitourinarias y urinarias	MBC	4
	antiséptico, expectorante	asma, bronquitis	DMBC	4
	expectorante, pectoral	enfriamientos, dolor de garganta	U	4
	antiséptico, expectorante	asma, bronquitis	DMBC	4

TABLA DE REFERENCIA DE LOS ACEITES ESENCIALES (continuación)

Aceite	Propiedad	Indicaciones	Uso	Poder
Tomillo citriodora	**Medicinal**			
Thymus vulgaris	estimulante	metabolismo sistema nervioso, centros vitales	DMBU	4
quím. *citriodora*				
Labiadas				
	antibiótico, antiséptico	enfermedades infecciosas	DMBCU	3
	antiséptico, citofiláctico	abcesos, quemaduras, heridas	CLU	3
	antiséptico, antiespasmódico	asma, bronquitis, estado catarral	D	3
	tónico	anemia, astenia, debilidad	DMB	3
	Mente, emoción, psique			
	tranquilizante	cuerpo astral	DMBU	4
	antidepresivo, reanimador	depresión, neurastenia	DMB	4
Tomillo limón	**Cuidado del cuerpo y**			
Thymus hiemalis	**de la piel**			
Labiadas	cicatrizante, suavizante,	acné, dermatitis, eczema	FCLO	4
	Medicinal			
	estimulante	metabolismo, centros vitales	DMBU	4
	antibiótico, antiséptico	enfermedades infecciosas	DMBCU	3
	antiséptico, citofiláctico	abcesos, quemaduras heridas	CLU	3
	calmante	insomnio, palpitaciones	DMBC	3
	Mente, emoción, psique			
	antidepresivo, reanimador	depresión, neurastenia	DMB	3
Tomillo rojo	**Medicinal**			
Thimys zygis	estimulante	metabolismo, centros vitales	DMBU	4
Labiadas	antibiótico, antiséptico	enfermedades infecciosas	DMBCU	5
	antiséptico (intestinal)	infecciones intestinales	MCU	5
	antiséptico (urinario)	blenorrea, cistitis	MBCU	3
	tónico	anemia, astenia, debilidad	DMB	3
	analgésico, rubefaciente	artritis, circulación (capilar), reumatismo, preparación deportiva	MCU	4
	estimulante de la circulación capilar	celulitis, circulación, obesidad	MBCLOU	3
	estimulante, reanimador	depresión, neurastenia	DMB	3

TABLA DE REFERENCIA DE LOS ACEITES ESENCIALES (continuación)

Aceite	Propiedad	Indicaciones	Uso	Poder
	Contraindicaciones			
	irritante (piel)	puro en altas concentraciones	BFC	4
Toronja	**Medicinal**			
Citrus paradisi	estimulante	problemas digestivos	MBC	3
Rutáceas	procesos de control	sistema linfático	MBCU	5
	de líquidos	y secreciones		
	drenador, estimulante	celulitis, obesidad,	MBCU	5
	linfático	retención de agua		
Toronjil	**Medicinal**			
Cymbopogon nardus	desodorante, sahumante,	higiene, epidemias	D	4
Gramíneas	purificador			
	repelente de insectos	mosquitos	DLU	5
	desodorante, sahumante	cuarto de baño, basura	D	4
	estimulante	problemas digestivos	MBC	2
	antiséptico	enfermedades infecciosas	DMBCU	3
Verbena	**Medicinal**			
(Hierbaluisa)	estimulante	hígado	MCU	3
Lippia citriodora	hepatobiliar			
Verbenáceas	calmante	taquicardia	DMBCU	3
	Mente, emoción, psique			
	regulador	sistema neurovegetativo	DMBU	3
	calmante	nerviosismo	DMBU	3
Vetiver	**Medicinal**			
Andropogon	rubefaciente	artritis	MBCU	4
muricatus				
Gramíneas	**Mente, emoción, psique**			
	estimulante	chacra fundamental	MU	4
	confortante	desarraigo	DMBU	4
Ylang ylang	**Cuidado del cuerpo y**			
Unona	**de la piel**			
odorantissimum	antiseborreico	piel grasa	FCLO	3
Anonáceas	estimulante del	crecimiento del pelo	LO	3
	cuero cabelludo			
	Medicinal			
	hipotensivo	hiperpnea, hipertensión,	DMBCU	4
		palpitaciones, taquicardia		
	afrodisíaco	frigidez, impotencia	MBCU	4
	Mente, emoción, psique			
	antidepresivo,	depresión, menopausia	DMB	3
	eufórico	estrés		
	sedante	insomnio, tensión nerviosa	DMBU	3
	estimulante	chacra sexual	DMBU	3
	calmante, eufórico	ira, miedo, frustración	DMBU	3

TABLA DE REFERENCIA DE LOS ACEITES ESENCIALES (continuación)

Aceite	Propiedad	Indicaciones	Uso	Poder
Zanahoria, semilla de	**Cuidado del cuerpo y**			
Dauca carota	**de la piel**			
Umbelíferas	limpiador, depurador, drenador	dermatitis	MFCLOU	3
	estimula elasticidad, tónico	piel envejecida, piel irritada, erupción, arrugas	FCLO	3
	Medicinal			
	limpiador, depurador drenador	acumulación (toxinas, fluidos	MBFCLO	4
	estimulante general	falta de energía	DMB	2
	revitalizante, estimulante	anemia, astenia, anorexia, convalecencia, raquitismo	DMB	3
	limpiador, depurador, hepático	desórdenes hepatobiliares	MBCU	4
	emenagogo	amenorrea, dismenorrea, síndrome premenstrual	MBCU	3
	estimulante	sistema glandular	MBU	3

Indice terapéutico

Indice terapéutico

BELLEZA, CUIDADO DE LA PIEL, CUIDADO DEL PELO

Acné
Arbol de té, bergamota, enebro, geranio, hierbabuena, lavanda, manzanilla alemana, manzanilla azul, melisa, menta verde, niaouli, pachulí, palmarosa, palo de rosa, romero, salvia, siempreviva, sándalo misore, tomillo.
Métodos de aplicación: compresas, facial, mascarilla, loción, aceite facial, aceite corporal.

Arrugas
Incienso, mirra, pachulí, palo de rosa, romero, rosa, salvia silvestre, semilla de zanahoria.
Métodos de aplicación: compresas, facial, mascarilla, loción, aceite facial, aceite corporal.

Cabello, crecimiento del
Laurel, salvia, ylang ylang.
Métodos de aplicación: loción, aceite corporal, champú.

Cabello graso
Cedro, romero, salvia silvestre.
Métodos de aplicación: loción, aceite facial, aceite corporal, champú.

Cabello, pérdida del
Cedro, romero, salvia, ylang ylang.
Métodos de aplicación: loción, aceite facial, aceite corporal, champú.

Caspa
Arbol de té, cedro, pachulí, romero, salvia.
Métodos de aplicación: loción, aceite capilar, champú.

Dermatitis
Resina de benzoína, enebro, geranio, hierbabuena, enfleurage de jazmín, lavanda, *Litsea cubeba*, manzanilla alemana, manzanilla azul, melisa, menta verde, pachulí, palmarosa, palo de rosa, romero, salvia, siempreviva, tomillo, semilla de zanahoria.
Métodos de aplicación: compresas, facial, mascarilla, loción, masaje, aceite facial, aceite corporal, fricción/ungüento.

Eczema
Bergamota, cedro, enebro, lavanda, manzanilla alemana, manzanilla azul, melisa, pachulí, romero, rosa, salvia, tomillo.
Métodos de aplicación: compresas, facial, mascarilla, loción, aceite facial, aceite corporal.

Piel agrietada
Resina de benzoína, pachulí, sándalo misore.
Métodos de aplicación: compresas, facial, mascarilla, loción, fricción/ungüento.

Piel avejentada
Geranio, incienso, mirra, pachulí, palo de rosa, romero, rosa, salvia silvestre, semilla de zanahoria.
Métodos de aplicación: compresas, facial, mascarilla, loción, aceite facial, aceite corporal, envolvimiento corporal.

Piel grasa

Geranio, lavanda, limón, salvia silvestre, ylang ylang.
Métodos de aplicación: compresas, facial, mascarilla, loción, aceite facial, aceite corporal.

Piel inflamada

Manzanilla alemana, manzanilla azul, salvia silvestre, siempreviva.
Métodos de aplicación: compresas, facial, mascarilla, loción, aceite facial, aceite corporal, envolvimiento corporal.

Piel, cuidado de la

Geranio, limón, manzanilla alemana, manzanilla azul, pachulí, palmarosa, palo de rosa, siempreviva.
Métodos de aplicación: compresas, facial, mascarilla, loción, aceite facial, aceite corporal, envolvimiento corporal.

Piel, irritación y erupción de la

Arbol del té, resina de benzoína, siempreviva, semilla de zanahoria.
Métodos de aplicación: compresas, facial, mascarilla, loción, aceite facial, aceite corporal, fricción/ungüento.

Piel seca

Enfleurage de jazmín, palmarosa, romero, rosa, salvia silvestre, sándalo misore.
Métodos de aplicación: compresas, facial, máscara, loción, aceite facial, aceite corporal.

Piel sensible

Azahar, enfleurage de jazmín, manzanilla alemana, manzanilla azul, manzanilla mixta, manzanilla romana, palo de rosa, rosa, siempreviva.
Métodos de aplicación: compresas, facial, máscara, loción, aceite facial, aceite corporal, envolvimiento corporal.

Seborrea

Bergamota, pachulí, salvia.
Métodos de aplicación: compresas, facial, máscara, loción, aceite facial, aceite corporal, envolvimiento corporal.

INDICACIONES MEDICINALES

Abcesos

Alhucema, árbol de té, lavanda, manzanilla alemana, manzanilla azul, manzanilla romana, orégano, romero, siempreviva, tomillo, tomillo citriodora.

Métodos de aplicación: compresas, facial, mascarilla, loción, aceite facial, aceite corporal.

Acumulación de toxinas y fluidos

Abedul, semilla de alcaravea, raíz de angélica, semilla de cilantro, semilla de comino, enebro, hinojo, raíz de ligústico, semilla de zanahoria.

Métodos de aplicación: baño, compresas, faciales, mascarilla, loción, masaje, aceite facial, aceite corporal, envolvimiento corporal.

Aerofagia

Semilla de alcaravea, raíz de angélica, semilla de anís, cardamomo, semilla de cilantro, semilla de comino, estragón, hinojo, raíz de jengibre, raíz de ligústico.

Métodos de aplicación: baño, compresas, masaje.

Amenorrea y dismenorrea

Artemisa, hinojo, lavanda, raíz de ligústico, manzanilla alemana, manzanilla mixta, manzanilla romana, mejorana, poleo, salvia silvestre, salvia, semilla de zanahoria.

Métodos de aplicación: baño, compresas, masaje, fricción/ungüento, ducha.

Anemia, astenia

Ajedrea, raíz de angélica, corteza de canela, semilla de cilantro, botones de clavo, semillas de comino, hinojo, limón, raíz de ligústico, lima, manzanilla alemana, manzanilla romana, petitgrain *biguarade*, romero, salvia, tomillo citriodora, tomillo rojo, semilla de zanahoria.

Métodos de aplicación: baño, difusor, masaje.

Anginas

Geranio, raíz de jengibre, manzanilla azul.

Métodos de aplicación: fricción/ungüento, gárgaras.

Anorexia
Raíz de angélica , semilla de cilantro, semilla de zanahoria.
Métodos de aplicación: baño, difusor, masaje.

Artritis
Abedul, ajedrea, enebro, raíz de jengibre, manzanilla alemana, manzanilla romana, manzanilla azul, mejorana silvestre española, mejorana, romero, tomillo rojo, vetiver.
Métodos de aplicación: baño, compresas, masaje, fricción/ungüento, envolvimiento corporal.

Asma
Abeto, árbol de té, arrayán, cayeputi, ciprés, eucalipto australiano, *eucalyptus globulus*, hierbabuena, hisopo, incienso, lavanda, lima, menta verde, mirra, niaouli, orégano, pinabete, romero, terebinto, tomillo citriodora.
Métodos de aplicación: baño, compresas, difusor, masaje, fricción/ungüento.

Blenorrea
Lavanda, orégano, sándalo misore, tomillo rojo.
Métodos de aplicación: baño, masaje, fricción/ungüento.

Bronquitis
Arrayán, árbol de té, resina de benzoína, hierbabuena, limón, menta verde, niaouli, orégano, pinabete, romero, terebinto, tomillo citriodora.
Métodos de aplicación: baño, compresas, difusor, masaje.

Cándida (hongo)
Arbol de té.
Métodos de aplicación: compresas, loción, aceite facial, aceite corporal, fricción/ungüento, ducha.

Catarro
Hierbabuena, hisopo, incienso, lavanda, lima, menta verde, mirra, niaouli, orégano, romero, tomillo citriodora.
Métodos de aplicación: difusor.

Celulitis
Abedul, raíz de angélica, ciprés, geranio, hinojo, limón, tomillo rojo, toronja.
Métodos de aplicación: baño, compresas, masaje, fricción/ungüento, envolvimiento corporal.

Centros vitales
Albahaca, hierbabuena, hisopo, raíz de jengibre, lavanda, menta verde, orégano, romero, salvia lavandulifolia, tomillo citriodora, tomillo limón, tomillo rojo, toronjil.
Métodos de aplicación: baño, difusor, masaje, fricción/ungüento.

Circulación
Corteza de canela, hojas de canela, ciprés, limón, orégano, tomillo rojo.
Métodos de aplicación: baño, compresas, masaje, fricción/ungüento, envolvimiento corporal.

Circulación capilar
Orégano, tomillo rojo.
Métodos de aplicación: baño, compresas, loción, masaje, aceite facial, aceite corporal, fricción/ungüento, envolvimiento corporal.

Cistitis
Abedul, cayeputi, cedro, enebro, lavanda, raíz de ligústico, orégano, sándalo misore, tomillo rojo.
Método de aplicación: baño, compresas, masaje, fricción/ungüento.

Congestión del hígado y bazo
Hierbaluisa, lima, limón, manzanilla alemana, manzanilla romana, siempreviva.
Métodos de aplicación: compresas, masaje, fricción/ungüento.

Congestión vesicular
Lima, limón, romero.
Métodos de aplicación: baño, compresas, masaje, fricción/ ungüento.

Convalecencia
Raíz de angélica, semilla de cilantro, semilla de comino, lima, limón, petitgrain *biguarade*, semilla de zanahoria.
Métodos de aplicación: baño, difusor, masaje.

Debilidad
Ajedrea, romero, salvia, tomillo citriodora, tomillo rojo.
Métodos de aplicación: baño, difusor, masaje.

Debilidad respiratoria
Abeto, pinabete, pino.
Métodos de aplicación: baño, difusor, masaje, fricción/ungüento.

Desequilibrio de energía
Arrayán, resina de benzoína, cayeputi, eucalipto australiano, *eucalyptus globulus*, niaouli.
Métodos de aplicación: baño, difusor, masaje.

Desmayos
Hierbabuena.
Métodos de aplicación: Compresas, difusor.

Desórdenes hepatobiliares
Artemisa, hierbabuena, poleo, semilla de zanahoria.
Métodos de aplicación: baño, aceite facial, aceite corporal, fricción/ungüento.

Diabetes
Enebro, eucalipto australiano, *eucalyptus globulus*, geranio.
Métodos de aplicación: baño, masaje.

Dispepsia
Albahaca, semillas de alcaravea, botones de clavo, raíz de enebro, estragón, hierbabuena, hisopo, mandarina, menta verde, petitgrain *biguarade*, pimienta, poleo.
Métodos de aplicación: compresas, masaje, fricción/ungüento.

Dolor de cabeza

Hierbabuena, lavanda, manzanilla alemana, manzanilla mixta, manzanilla romana, menta verde, palo de rosa.
Métodos de aplicación: baño, compresas, difusor, masaje, fricción/ungüento.

Dolores de la dentición

Manzanilla alemana, manzanilla azul, manzanilla romana.
Métodos de aplicación: fricción/ungüento, gárgaras.

Dolor de garganta

Geranio, raíz de jengibre, mirra, pinabete, pino, terebinto.
Métodos de aplicación: fricción/ungüento, gárgaras.

Dolor de muelas

Artemisa, botones de clavo, manzanilla alemana, manzanilla azul, manzanilla romana.
Métodos de aplicación: fricción/ungüento, gárgaras.

Dolor muscular y articulaciones

Abedul, alhucema, botones de clavo, laurel, menta verde, nuez moscada, orégano, pimienta, romero.
Métodos de aplicación: baño, compresas, masaje, fricción/ ungüento.

Enfermedades infecciosas

Ajedrea, árbol de té, arrayán, corteza de canela, hoja de canela, cayeputi, botones de clavo, eucalipto australiano, eucalipto citriodora, *eucalyptus globulus,* geranio, hierbabuena, laurel, lavanda, limón, té de limón, *litsea cubeba,* niaouli, orégano, tomillo rojo, toronjil.
Métodos de aplicación: baño, compresas, difusor, masaje, fricción/ungüento.

Enfermedades virales

Limón, melisa, orégano.
Métodos de aplicación: difusor, masaje, fricción/ungüento.

Enfriamiento
Eucalyptus globulus, lavanda, pinabete, pino, terebinto.
Métodos de aplicación: compresas, difusor, masaje, fricción/ ungüento.

Espasmos digestivos
Semilla de alcaravea, raíz de angélica, semilla de anís, semilla de cilantro, semilla de comino, hinojo, mejorana, mejorana silvestre española.
Métodos de aplicación: baño, compresas, masaje, fricción/ungüento.

Espasmos gástricos
Albahaca, estragón, raíz de jengibre.
Métodos de aplicación: compresas, masaje, fricción/ungüento.

Falta de energía
Semillas de alcaravea, ciprés, botones de clavo.
Métodos de aplicación: baño, difusor, masaje.

Fermentaciones
Semilla de alcaravea, botones de clavo, estragón.
Métodos de aplicación: baño, compresas, masaje.

Fiebre
Hierbabuena, raíz de jengibre.
Métodos de aplicación: baño, compresas, masaje, fricción/ungüento.

Flatulencia
Cardamomo, semillas de cilantro, semillas de comino, hinojo, raíz de jengibre, raíz de ligústico, mandarina, nuez moscada, petitgrain *biguarade*.
Métodos de aplicación: baño, compresas, masaje, fricción/ungüento.

Frigidez
Enfleurage de jazmín, rosa, salvia silvestre, ylang ylang.
Métodos de aplicación: baño, compresas, difusor, masaje, fricción/ ungüento.

Furúnculos
Manzanilla alemana, manzanilla azul, manzanilla romana, siempreviva.
Métodos de aplicación: compresas, faciales, mascarilla, loción, aceite facial, aceite corporal.

Glándulas suprarrenales
Geranio, romero, salvia.
Métodos de aplicación: baño, masaje.

Gota
Raíz de angélica, semilla de cilantro.
Métodos de aplicación:

Hemorragia
Geranio, rosa, siempreviva.
Métodos de aplicación: compresas, loción, fricción/ungüento.

Hemorroides
Ciprés.
Métodos de aplicación: compresas, loción, fricción/ungüento.

Heridas
Alhucema, resina de benzoína, geranio, lavanda, lavandina, niaouli, orégano, romero, siempreviva, tomillo citriodora, tomillo limón.
Métodos de aplicación: compresas, loción, fricción/ungüento.

Heridas infectadas
Semilla de alcaravea, árbol de té, botones de clavo, elemí, incienso, mirra.
Métodos de aplicación: compresas, facial, loción, aceite facial, aceite corporal, fricción/ungüento.

Herpes
Arbol de té, limón.
Métodos de aplicación: compresas, aceite facial, aceite corporal, fricción/ungüento.

Hígado
Manzanilla alemana, manzanilla azul, manzanilla mixta, manzanilla romana, siempreviva.
Métodos de aplicación: compresas, masaje, fricción/ungüento.

Higiene
Eucalipto citriodora, lavandina, té de limón, *litsea cubeba*, toronjil.
Métodos de aplicación: difusor.

Hipertensión
Hisopo, salvia.
Métodos de aplicación: baño, masaje, fricción/ungüento.

Hipo
Estragón.
Métodos de aplicación: compresas, masaje, fricción/ungüento.

Hipotensión
Hisopo, salvia.
Métodos de aplicación: compresas, difusor, masaje, fricción/ ungüento.

Impotencia
Cardamomo, botones de clavo, hierbabuena, enfleurage de jazmín, raíz de jengibre, nuez moscada, pimienta, rosa, salvia silvestre, sándalo misore, ylang ylang.
Métodos de aplicación: baño, compresas, masaje, fricción/ungüento.

Infecciones genitourinarias
Abeto, enebro, pino, terebinto.
Métodos de aplicación: baño, compresas, loción, masaje.

Infecciones por hongos
Arbol de té, cedro, pachulí.
Métodos de aplicación: compresas, loción, fricción/ungüento, ducha.

Infecciones intestinales
Albahaca, bergamota, corteza de canela, hoja de canela, tomillo rojo.
Métodos de aplicación: compresas, masaje, fricción/ungüento.

Infecciones urinarias
Abeto, árbol de té, arrayán, cayeputi, cedro, cisto, botones de clavo, enebro, eucalipto, *eucalyptus globulus*, niaouli, pino, terebinto.
Métodos de aplicación: baño, compresas, masaje.

Inflamaciones
Incienso, mirra.
Métodos de aplicación: compresas, faciales, mascarilla, loción, fricción/ungüento.

Inflamación de coyunturas
Manzanilla alemana, manzanilla azul, manzanilla romana.
Métodos de aplicación: baño, compresas, fricción/ungüento.

Insomnio
Azahar, cisto, lavanda, mandarina, manzanilla alemana, manzanilla mixta, manzanilla romana, mejorana, mejorana silvestre española, melisa, naranja, tomillo limón, ylang ylang.
Métodos de aplicación: baño, difusor, masaje, fricción/ungüento.

Intestinos
Raíz de ligústico, nuez moscada.
Métodos de aplicación: baño, compresas, masaje.

Leche insuficiente (cría)
Hinojo.
Métodos de aplicación: compresas, masaje, fricción/ungüento.

Menopausia
Artemisa, geranio, enfleurage de jazmín, lavanda, manzanilla alemana, manzanilla mixta, manzanilla romana, salvia, ylang ylang.
Métodos de aplicación: baño, compresas, difusor, masaje, fricción/ungüento.

Metabolismo

Hierbabuena, lavanda, melisa, menta verde, orégano, romero, salvia, tomillo citriodora, tomillo limón, tomillo rojo.
Métodos de aplicación: baño, difusor, masaje, fricción/ungüento.

Migraña

Semilla de alcaravea, raíz de angélica, semilla de anís, semilla de cilantro, semilla de comino, hierbabuena, raíz de jengibre, lavanda, manzanilla alemana, manzanilla mixta, manzanilla romana, mejorana, mejorana silvestre española, melisa, menta verde.
Métodos de aplicación: compresas, difusor, fricción/ungüento.

Mosquitos

Geranio, lavandina, poleo, toronjil.
Métodos de aplicación: difusor, loción, fricción/ungüento.

Náusea

Hierbabuena, menta verde, palo de rosa.
Métodos de aplicación: compresas, difuros, masaje, fricción/ungüento.

Neuralgia

Botones de clavo, hierbabuena, laurel, nuez moscada, pimienta.
Métodos de aplicación: baño, compresas, masaje, fricción/ungüento.

Obesidad

Abedul, raíz de angélica, hinojo, lima, limón, naranja, tomillo rojo, toronja.
Métodos de aplicación: baño, compresas, masaje, fricción/ ungüento, envolvimiento de cuerpo.

Palpitaciones

Azahar, lavanda, tomillo limón, toronjil, ylang ylang.
Métodos de aplicación: baño, compresas, difusor, masaje.

Polilla

Lavanda, lavandina.
Métodos de aplicación: difusor, loción, fricción/ungüento.

Problemas digestivos

Semilla de alcaravea, raíz de angélica, semilla de anís, bergamota, corteza de canela, cardamomo, semilla de cilantro, semilla de comino, hinojo, raíz de jengibre, lima, limón, té de limón, *litsea cubeba*, raíz de ligústico, manzanilla alemana, manzanilla romana, toronja.
Métodos de aplicación: baño, compresas, masaje.

Pulgas

Alhucema, lavanda, lavandina, poleo.
Métodos de aplicación: difusor, fricción/ungüento.

Quemaduras

Alhucema, geranio, lavanda, lavandina, niaouli, orégano, romero, tomillo citriodora, tomillo limón.
Métodos de aplicación: compresas, loción, fricción/ungüento.

Raspones

Geranio, lavanda, manzanilla azul, siempreviva.
Métodos de aplicación: compresas, loción, fricción/ungüento.

Retención de agua

Abedul, raíz de angélica, ciprés, hinojo, raíz de ligústico, lima, limón, naranjo, toronja.
Métodos de aplicación: baño, compresas, masaje, fricción/ungüento, envolvimiento corporal.

Reumatismo

Abedul, cayeputi, semilla de cilantro, enebro, raíz de jengibre, mejorana, mejorana silvestre española, nuez moscada, pimienta, romero, salvia, tomillo rojo.
Métodos de aplicación: baño, compresas, masaje, fricción/ungüento.

Riñones
Abedul, geranio, raíz de ligústico.
Métodos de aplicación: baño, compresas, masaje, fricción/ungüento.

Secreciones
Resina de benzoína, elemí, incienso, lima, limón, mirra, toronja.
Métodos de aplicación: baño, compresas, masaje, fricción/ungüento.

Síndrome premenstrual
Artemisa, hinojo, lavanda, mejorana, salvia silvestre, semilla de zanahoria.
Métodos de aplicación: baño, comrpesas, masaje, fricción/ungüento, ducha.

Sinusitis
Arrayán, cayeputi, eucalipto australiano, *eucalyptus globulus*, hierbabuena, lavanda, menta verde, niaouli.
Método de aplicación: difusor, fricción/ungüento.

Sistema glandular
Abeto, cedro, semilla de cilantro, enebro, hinojo, pinabete, pino, terebinto, semilla de zanahoria.
Métodos de aplicación: baño, masaje, fricción/ungüento.

Sistema inmunológico débil
Arbol de té, limón.
Métodos de aplicación: baño, difusor, masaje.

Sistema linfático y secreciones
Lima, limón, toronja.
Métodos de aplicación: baño, masaje, fricción/ungüento.

Sistema reproductor femenino
Artemisa, hinojo, manzanilla alemana, manzanilla romana, rosa, salvia silvestre.
Métodos de aplicación: baño, compresas, difusor, masaje, fricción/ungüento, ducha.

Sistema respiratorio

Abeto, alhucema, árbol de té, arrayán, cedro, ciprés, botones de clavo, eucalipto australiano, *eucalyptus globulus*, hierbabuena, hisopo, laurel cayeputi, lavanda, lavandina, menta verde, niaouli, orégano, pinabete, pino, romero, terebinto.

Métodos de aplicación: baño, compresas, difusor, masaje, fricción/ungüento.

Taquicardia

Hierbaluisa, ylang ylang.

Métodos de aplicación: baño, compresas, difusor, masaje, fricción/ungüento.

Tos

Resina de benzoína, ciprés, incienso, mirra.

Métodos de aplicación: difusor.

Tosferina

Ciprés, hisopo.

Métodos de aplicación: compresas, difusor, masaje.

Transpiración (particularmente de los pies)

Ciprés, salvia.

Métodos de aplicación: baño, compresas, loción, masaje, fricción/ungüento.

Tuberculosis

Arbol de té, arrayán, cayeputi, eucalipto australiano, *eucalyptus globulus*, niaouli.

Métodos de aplicación:

Varicosis

Ciprés, limón.

Métodos de aplicación: compresas, loción, fricción/ungüento.

Vómitos

Hierbabuena, menta verde.

Métodos de aplicación: compresas, masaje, fricción/ungüento.

MENTE, EMOCIONES, PSIQUE

Aflicción
Azahar, melisa, rosa.
Métodos de aplicación: baño, difusor, masaje, fricción/ungüento.

Ansiedad
Abeto, resina de benzoína, bergamota, cedro, enfleurage de jazmín, lima, limón, pachulí, palo de rosa, petitgrain *biguarade*, pinabete, pino.
Métodos de aplicación: baño, difusor, masaje, fricción/ungüento.

Berrinches
Manzanilla alemana, manzanilla romana.
Métodos de aplicación: baño, difusor, masaje, fricción/ungüento.

Centros psíquicos
Cisto, elemí, incienso, mirra.
Métodos de aplicación: difusor, fricción/ungüento.

Confusión
Petitgrain *biguarade*.
Métodos de aplicación: baño, difusor, masaje, fricción/ungüento.

Crisis emocional
Azahar, melisa, rosa.
Métodos de aplicación: baño, difusor, masaje, fricción/ungüento.

Cuerpo astral
Lavanda, lavandina, mejorana, melisa, pachulí, romero, tomillo citriodora.
Métodos de aplicación: baño, difusor, masaje, fricción/ungüento.

Depresión
Bergamota, geranio, hierbabuena, enfleurage de jazmín, lavanda, lima, limón, menta verde, petitgrain *biguarade*, romero, rosa, salvia, salvia silvestre, sándalo misore, tomillo citriodora, tomillo limón, tomillo rojo, toronjil, ylang ylang.
Métodos de aplicación: baño, difusor, masaje.

Depresión postparto
Enfleurage de jazmín, salvia silvestre.
Métodos de aplicación: baño, difusor, masaje.

Desubicación
Pimienta, vetiver.
Métodos de aplicación: baño, difusor, masaje, fricción/ungüento.

Enojo
Manzanilla azul, manzanilla romana, ylang ylang.
Método de aplicación: baño, difusor, masaje, fricción/ungüento.

Estrés
Abeto, cedro, pino, ylang ylang.
Métodos de aplicación: baño, difusor, masaje.

Fatiga y tensión mental
Albahaca, semilla de, alcaravea hierbabuena, raíz de jengibre, menta verde, petitgrain *biguarade*, romero, salvia.
Métodos de aplicación: baño, difusor, masaje, fricción/ungüento.

Histeria
Azahar, mandarina, naranja.
Métodos de aplicación: baño, difusor, masaje.

Inseguridad
Enfleurage de jazmín.
Métodos de aplicación: baño, difusor, masaje, fricción/ungüento.

Mala memoria
Albahaca, botones de clavo, enebro, raíz de jengibre, petitgrain *biguarade*, romero.
Métodos de aplicación: baño, difusor, masaje, fricción/ungüento.

Mente
Incienso, mirra.
Métodos de aplicación: baño, difusor, masaje, fricción/ungüento.

Nerviosismo
Azahar, cisto, hiebabuena, mandarina, naranja.
Métodos de aplicación: baño, difusor, masaje, fricción/ungüento.

Nerviosismo y fatiga intelectual
Albahaca, botones de clavo, enebro, nuez moscada.
Métodos de aplicación: baño, difusor, masaje.

Neurastenia
Hierbabuena, lavanda, melisa, menta verde, pachulí, romero, salvia, tomillo citriodora, tomillo limón, tomillo rojo.
Métodos de aplicación: baño, difusor, masaje.

Sistema nervioso
Abeto, ajedrea, bergamota, corteza de canela, cedro, semilla de comino, hierbabuena, lima, limón, menta verde, petitgrain *biguarade*, pimienta, pinabete, pino, salvia, tomillo citriodora.
Métodos de aplicación: baño, difusor, masaje, fricción/ungüento.

Sistema neurovegetativo
Albahaca, hierbabuena, raíz de jengibre.
Métodos de aplicación: baño, difusor, masaje, fricción/ungüento.

Sueño
Artemisa, salvia silvestre.
Métodos de aplicación: difusor, fricción/ungüento.

Tensión nerviosa
Azahar, geranio, lavanda, mandarina, mejorana, mejorana silvestre española, melisa, naranja, rosa, ylang ylang.
Métodos de aplicación: baño, difusor, masaje, fricción/ungüento.

Trabajo psíquico
Artemisa, cedro, cisto, pinabete.
Métodos de aplicación: difusor, fricción/ungüento.

Tristeza
Resina de benzoína, enfleurage de jazmín, palo de rosa, rosa.
Métodos de aplicación: baño, difusor, masaje, fricción/ungüento.

Yoga, meditación, rituales
Cedro, cisto, sándalo misore, pinabete.
Métodos de aplicación: difusor, fricción/ungüento.

CHACRAS, CENTROS DE ENERGIA

Chacra del corazón
Azahar, resina de benzoína, melisa, rosa.
Métodos de aplicación: difusor, fricción/ungüento.

Chacra de la coronilla
Resina de benzoína, cisto, incienso, mirra, pinabete, sándalo misore.
Métodos de aplicación: difusor, fricción/ungüento.

Chacra fundamental
Pimienta, vetiver.
Métodos de aplicación: masaje, fricción/ungüento.

Chacra sexual
Enfleurage de jazmín, ylang ylang.
Métodos de aplicación: baño, difusor, masaje, fricción/ungüento.

Tercer ojo
Cisto, incienso, mirra, sándalo misore, pinabete.
Métodos de aplicación: difusor, fricción/ungüento.